Ich hab Angst –

Was hilft mir jetzt?

Geh liebevoll mit dir um!

Iss und trinke etwas!

Beweg dich!

Atme richtig!

Komme ins Hier & Jetzt!

Lass gut sein!

Gabriele Finck
1984 in Norddeutschland geboren, Studium der Soziologie und Erziehungswissenschaften in Leipzig, Nordkind geblieben, lebt zur Zeit als freischaffende Mediengestalterin und Journalistin in Greifswald.

Über dieses Buch
Psychologische Ratgeber für Menschen mit Angststörungen gibt es wie Sand am Meer: Die meisten stammen jedoch von Therapeuten oder (selbsternannten) Coaches. Dieses Buch ist von einer Betroffenen selbst geschrieben. Es bietet Hilfestellungen, macht Mut und möchte zeigen, dass trotz Angst ein lebenswertes Leben möglich ist - und dass es sich lohnt, an Träumen von Abenteuern und Reisen festzuhalten.

Gabriele Finck

Mit der Angst im Gepäck

mit Illustrationen
von Kristina Kister

Gabriele Finck
Mit der Angst im Gepäck

1. Auflage E-book November 2018
1. Auflage Print Februar 2019

Gabriele Finck, Rudolf-Petershagen-Allee 18,
17489 Greifswald
www.mondamo.de

Illustrationen: Kristina Kister
Lektorat: Katharina Menzel, Vera Weigelt

ISBN: 978-3-9820487-2-7

Inhalt

*„Es ist ganz wahr,
was die Philosophie sagt,
dass das Leben rückwärts
verstanden werden muss.*

*Aber darüber vergisst man
den andern Satz,
dass vorwärts gelebt
werden muss."*

Søren Kierkegaard

Wohin soll die Reise gehen?

Die Abenteuer sind irgendwo da draußen und sie warten nur auf mich – hab ich immer gedacht. Mit großen Augen saß ich am Fenster und schaute voller Sehnsucht hinaus in die Welt. Eine Welt, die mich lockte, vor der ich aber Angst hatte. War sie nicht riesig und gefährlich, unvorhersehbar und furchteinflößend? Zwar wollte ich raus, dahin, wo das Leben frohlockt, aber ich war überzeugt: Dort draußen würde ich Angst haben, Panik schieben, mich gar nicht mehr wohlfühlen. Im Grunde hielt mich die Angst vor der Angst dort fest hinter meinem Fenster. Nicht die Welt da draußen machte mir Schwierigkeiten, sondern die Welt in mir. Ich war gefangen in mir. Ich war angstgestört.

Diese Sehnsucht nach dem Reisen habe ich trotzdem über all die Jahre niemals abgelegt. Für mich war das Reisen ein Symbol für Mut, Freiheit und Unabhängigkeit. Würde ich endlich wieder reisen, wäre das der Beweis, dass ich meine Angsterkrankung überwunden hätte. So dachte ich zumindest. Schrittweise lernte ich, mich wieder dem Leben zuzuwenden, mir mehr zuzutrauen und meine Angststörung ließ langsam nach. Gleichzeitig musste ich feststellen, dass die Sache mit der Angst nicht nur schwarz oder weiß ist, auch wenn ich das gern gehabt hätte. Jedes Mal, wenn ich meine zögerlichen Schritte in Richtung Freiheit und Reisen unternahm, besuchten mich auch wieder die Ängste. Darum schreibe ich dieses Buch – für alle, die das tiefe Tal der Angst kennen und die nun allmählich wieder bereit sind, sich die Welt und das bunte Leben zurückzuerobern.

Die Angst ist noch da, aber du bist über die Phase hinaus, dass sie dich total lähmt. Mit diesem Buch möchte ich dir Mut machen. Mut, dich aufzumachen und deine Sehnsüchte zu leben – auch wenn du jetzt noch Ängste hast. Warte nicht auf den Moment, bis du endlich wieder „total angstfrei" bist. Gehe los, mit der Angst im Gepäck! Lass dich auf die Erfahrungen ein, ganz gleich, was da kommen mag. Ich möchte dir mit meinem Erfahrungsschatz hilfreich zur Seite stehen und dir mit diesem Buch einen kleinen Begleiter an die Hand geben, der dich auch in schwierigen Situationen trägt und versteht. Sag ja zu dem Abenteuer, das sich Leben nennt!

Auf einmal war da Angst

Damit du dir ein Bild von meinen Erfahrungen mit Angst und Panik machen kannst, will ich ein bisschen ausholen und meine Geschichte erzählen.

Ich war noch keine zwölf Monate von zu Hause fort und absolvierte mein freiwilliges Jahr in einem Filmzentrum, denn ich wollte unbedingt Regisseurin werden und Dokumentarfilme drehen. Gerade zwanzig geworden, reiste ich gern in der Weltgeschichte herum, lud oft Freunde zu mir nach Hause ein und war bereit, die Welt zu erobern. Ich hatte viel vor im Leben und ahnte nicht, dass ich bald total ausgebremst werden würde.

Jetzt im Nachhinein sehe ich sie ganz deutlich, die Vorboten meiner Angststörung. So hatte ich mich ein paar Monate vorher intensiv mit dem Thema „Sterben“ auseinandergesetzt. Die aufkommende Verzweiflung über die eigene Endlichkeit hatte ich jedoch einfach weggedrückt. In Wahrheit rumorte aber ein gesundheitliches Trauma in mir, das mir als Kind durch zahlreiche Krankenhausaufenthalte mit auf den Weg gegeben worden war.

Ich saß also eines schönen Septembertages ahnungslos auf Arbeit, war mit irgendetwas am Computer beschäftigt, als ich plötzlich spürte, wie mein Herz stolperte. Das Blut begann, in meinen Ohren zu rauschen, und mir war auf einmal ganz seltsam und benommen zumute. Instinktiv legte ich mich neben dem Schreibtisch auf den Fußboden, zittrig und verwirrt. Ich dachte, meine letzte Stunde sei gekommen. Mein Chef sah mich da liegen und meinte, etwas ungehalten, dass ich doch im Ruheraum das Sofa nehmen solle, wenn ich mich nicht gut fühlen würde. Keine Ahnung, wie ich es dorthin geschafft habe. Da lag ich dann, vollkommen fertig mit der Welt – völlig aufgewühlt und unfähig, auch nur einen klaren Gedanken zu fassen. Ein guter Freund hatte sich neben mich gesetzt. Er schaute mich mit großen traurigen Augen an, weil er vielleicht ähnlich erschrocken und besorgt war wie ich. Wie du dir denken kannst, bin ich damals nicht gestorben. Ich wurde noch zum Arzt gefahren, der wenig liebe Worte für mich übrig hatte, dann lag ich krankgeschrieben zu Hause in meinem Bett und telefonierte verheult mit meinem Freund.

Das ist nun über zehn Jahre her. Inzwischen weiß ich, dass noch viel schlimmere und stärkere Panikattacken auf mich warteten und dass ich auch diese überlebt habe.

Die Abwärtsspirale

Ich zog mit meinem Freund zum Studieren zusammen. Kaum hatten die Vorlesungen begonnen, sah ich mich mit meiner zweiten Panikattacke konfrontiert. Schon immer bin ich ein Mensch gewesen, der nach Lösungen sucht, sobald sich Probleme auch nur andeuten. Wahrscheinlich habe ich deshalb bereits am nächsten Tag schon Arzttermine gemacht, um alles abzuklären. Die Ärzte waren zwar in der Lage, mich für kurze Zeit zu beruhigen, doch die Angst kehrte immer wieder. Ich musste oft Vorlesungen überstürzt verlassen, weil ich mir sicher war, ins Krankenhaus zu müssen. Diese kleinen Ewigkeiten, in denen ich draußen auf dem Flur damit rang, mich wieder zu sammeln, sind mir noch gut im Gedächtnis.

In der Hoffnung auf eine Lösung ging ich zum Unipsychologen. Der hörte sich, wenig beeindruckt, meine Leidensgeschichte an und entließ mich mit der Empfehlung, einfach täglich kalt zu duschen. Du kannst dir sicher vorstellen, wie wenig ich mich verstanden gefühlt habe! Weiterhin nach Hilfe suchend, wandte mich an eine Psychologin, weil mir schon klar war, dass ich wohl so etwas wie Therapie benötigte. Meine erste Therapeutin war wunderbar – aber unsere Gespräche glichen mehr einem Kaffeekränzchen. Ich war so clever, recht bald herauszufinden, was ich sagen musste, damit die Therapeutin mit mir zufrieden war. Als sie mich fragte, wann ich denn mein Problem überwunden haben möchte, sagte ich im vollen Ernst: „Nächsten Sommer wäre schön!" Meine ganze Misere begriff ich nur auf der Kopfebene. Wahrscheinlich war ich noch nicht bereit, mir die wirklich dunklen Stellen meines Seelenlebens anzuschauen.

Durch den Dauerstress und die ständigen Panikattacken (ich hatte aufgehört zu zählen), wurde ich nach und nach immer labiler. Ich aß nicht genug und weinte viel, sodass ich bald wie ein Hungerhaken aussah. Mir fiel das erst auf, als eine Freundin mich darauf aufmerksam machte. Anfangs versuchte ich noch, mein Leben so weiterzuleben wie zuvor. Mit Freunden reiste ich sogar noch nach Italien, nur, um beim entspanntesten Schlendern auf der Promenade mit Meeresbrise innerlich tausend Tode zu sterben.

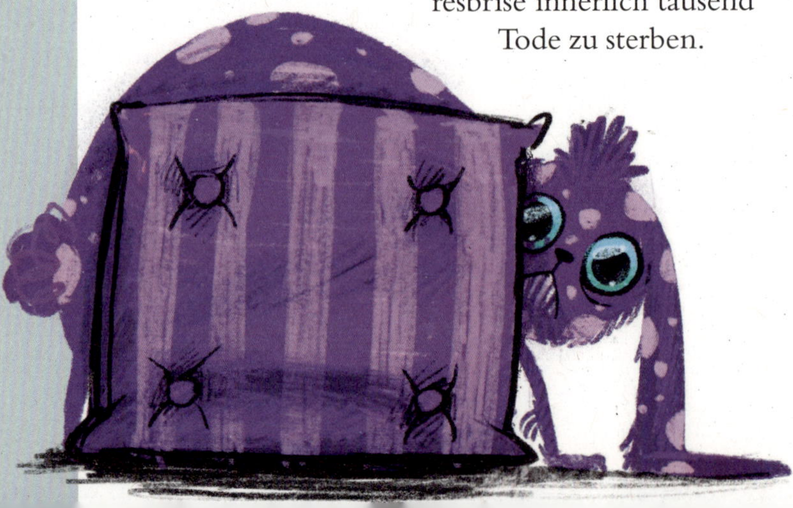

Doch nach und nach ließ ich alles bleiben, was mich in Angst versetzte – oder in Angst versetzen könnte. Der Gang zum Supermarkt wurde zur Qual, die Universität sah ich nur noch selten von innen. Freunden sagte ich immer wieder ab, bis sie nicht mehr nach einem Treffen fragten, und ich wurde einsam und zutiefst verzweifelt.

Das alles passierte im ersten Jahr meiner Angststörung. Dann kehrte mein Freund eines Tages früher als geplant von seinem Zivildienst nach Hause und erlebte zum ersten Mal einen meiner Nervenzusammenbrüche mit. In diesem Moment wurde ihm erst klar, wie ernst mein Zustand eigentlich war, von dem ich immer nur erzählt hatte, als sei es eine vorübergehende schlechte Stimmung.

Kurzentschlossen half er mir, eine psychotherapeutische Klinik zu finden, die mich dann auch zwei Monate später aufnahm. Zunächst war es eine unglaubliche Entlastung für mich, nicht mehr „funktionieren" zu müssen; mich nicht jeden Tag als Versager zu fühlen, weil ich es nicht mehr in die Uni schaffte. Ich weinte unheimlich viel und lernte langsam, die psychologischen Muster hinter meinen Panikattacken zu verstehen.

Auf der Suche nach Lösungen

Die zwei Monate in der Klinik waren superwichtig für mich und legten den Grundstein für meine spätere Heilung. Doch ich muss zugeben, dass es nach der Klinik leider nicht aufwärtsging, sondern erst noch weiter tief abwärts. Mein Vermeidungsverhalten wurde grenzwertig, ich verließ kaum noch die Wohnung und litt unter Brechanfällen, wenn die Angst zu groß wurde. Meine körperlichen Probleme summierten sich: unerträgliche Rückenschmerzen, ständige Verdauungsbeschwerden, immer wieder Hautprobleme ... ganz zu schweigen von monatelangem Herzstolpern, die mir den letzten Nerv raubten. Ich war ein Wrack und kämpfte mich irgendwie durch die Tage.

Mein Zustand verbesserte sich erst allmählich mit dem Wechsel zu einer neuen Therapeutin. Sie fing mich nicht nur auf und gab mir Halt, sondern sie hielt mir auch den Spiegel vor und rückte meine Selbstverantwortung in den Mittelpunkt. Nach jeder Therapiestunde ging ich gestärkt und mit neuen Erkenntnissen nach Hause und ich bin ihr bis heute unendlich dankbar. Ich lernte all die Situationen erkennen, in denen ich mir selbst nicht treu war; Situationen, in denen ich meine eigenen Bedürfnisse überhörte – zugunsten anderer. Gleichzeitig begriff ich langsam, dass die Angst in diesen Momenten eine Art unangenehmer Freund von mir war, der mich wachrütteln und mir helfen wollte.

Warum ich schreibe

Durch meine Zeit mit der Angststörung habe ich enorm viele Bücher gelesen, die sich mit Selbsthilfe bei Angst und Panik, aber auch dem ganzen Rattenschwanz an dazugehörigen psychologischen Themen beschäftigten. Dabei griffen mir die meisten Bücher einfach zu kurz. Entweder wurde eine schnelle Lösung propagiert: simple Lach-doch-mal-wieder-Techniken, beschrieben von Leuten, die das volle Ausmaß körperlicher Angst gar nicht erfassen konnten und die unter Angst einfach nur „Bammel" und subtiles Unwohlsein verstanden.

Oder ich stieß auf zentnerschwere, komplizierte Fachliteratur, die im Bemühen, die Psychologie der Angst zu ergründen, gleichzeitig kalt und teilnahmslos wirkte. Viele Ratgeber stammen von Therapeuten, also von „Menschen vom Fach". Wer nun allerdings diese körperlich spürbare Form von Angst nur aus dem Studium und von Erzählungen von Patienten kennt, für den erscheint es mir leichter, Angst als etwas abzutun, was nur im Kopf beginnt und dementsprechend auch da wieder ganz leicht beendet werden kann.

Ich wollte mehr von einem Buch. Ich wollte ein Buch, das mir hilft! Ich wollte ein Buch, das mich begleitet, dessen Worte mir guttun, in Momenten der Angst selbst. Ein Buch, das mich versteht, aufbaut und mir Hoffnung macht. Da ich so ein Buch nicht fand, schreibe ich es nun selbst. Ich schreibe es für dich, um dich zu unterstützen – in der Hoffnung, dass du von meinen vierzehn Jahren gesammelter Erfahrungen profitierst. Gleichzeitig erschaffe ich es aber auch für mich. Denn das Schreiben hilft mir, mich immer wieder an meine innere Weisheit zu erinnern. Ich komme dabei mir selbst auf die Schliche und finde zu größerer Klarheit.

Meine Ratschläge in diesem Buch laufen am Ende vielleicht sogar auf dieselben Tipps wie die der „Menschen vom Fach" hinaus. Ich hoffe jedoch, dass ich vermitteln kann, wie gut vertraut mir Ängste sind. Über viele Jahre musste ich lernen, dass eine Angststörung (wie jede andere Krankheit auch) nicht auf magische Weise durch ein Fingerschnippen verschwindet. Natürlich gibt es Atem-, Klopf- und Entspannungstechniken. Es gibt auch Medikamente und Spritzen. Und sicherlich entfaltet jede Methode ihre Wirkung, besonders, wenn du wirklich daran glaubst. Die Angst ist jedoch kein gebrochenes Bein, was zurechtgerückt, geschient, geschont und einfach trainiert werden muss, bis es wieder normal funktionstüchtig ist. Angst kann Teil deiner Wesensart und dein ganz persönliches Ventil sein, um innere Belange auszudrücken, sichtbar zu machen. Angst ist so viel mehr als ein ärgerlicher Störfaktor!

Der Traum vom Reisen

Vielleicht hast du mehr Glück, und deine Angst hat dich nicht so tief gepackt wie mich all die Jahre. Aber im Grunde ist das egal. Fakt ist, dass ein Übermaß an Ängsten deine Lebensqualität gewaltig einschränkt. Auch dir scheint die friedvolle Leichtigkeit und fröhliche Lebendigkeit im Leben abhandengekommen zu sein – sonst würdest du dieses Buch wahrscheinlich gerade nicht lesen.

In all den Jahren meiner Angstzustände habe ich nie aufgehört, Bücher und Blogs von Leuten zu lesen, die um die Welt reisten. Für mich war deren Leben der absolute Gegensatz zu meinem eigenen. Ich wollte so werden wie sie: frei und lebensfroh und mutig. Voller Abenteuerlust, Stärke und Entdeckerdrang! Jedoch: Irrte ich mich vielleicht? Ja, auf den ersten Blick wirken Weltreisende mutig und absolut unkompliziert. Ich bin mir aber inzwischen sicher, dass viele von ihnen ihr ganz eigenes Päckchen zu tragen haben. Stete Rastlosigkeit, die Suche nach Sinn und Identität im Außen, Bindungsängste und ein unbewusstes Getriebensein sind nur ein paar Punkte, die mir dazu einfallen.

Nicht jeder, der frohgemut durch die Welt reist, ist automatisch auch mutig. Im Gegenteil! Mutig ist nicht, wer keine Angst verspürt (denn der hat es ja in diesem Punkt viel leichter).

Mutig bist *du*, wenn du dich *trotz* deiner Angst auf den Weg machst. Wenn du Dinge wagst, von denen du weißt, dass sie dich weiterbringen.

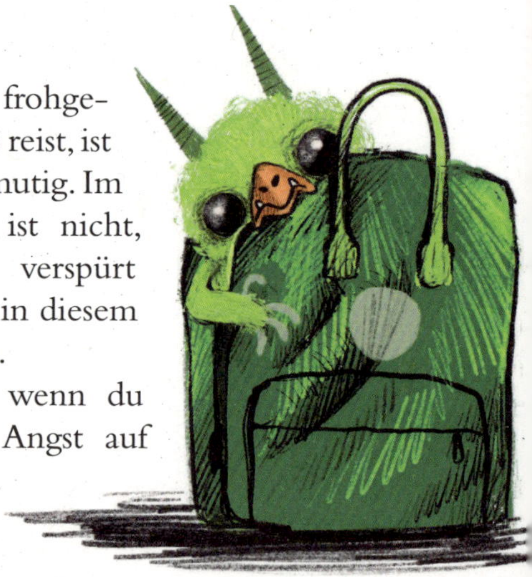

Die Reise deines Lebens

Von welchen Reisen spreche ich also in diesem Buch? Zum einen geht es natürlich um die klassische Reise, um das Abenteuer, unterwegs zu sein. „Ich packe meinen Koffer und was nehme ich mit?“ Ich gebe dir eine Handvoll Tipps, wie es für dich trotz Ängsten, Muffensausen und Stress möglich sein wird, kleine und große Reisen zu unternehmen.

Im Grunde findest du die Angst vor dem Reisen jedoch auch überall im Alltag: nämlich als eine Angst vor Veränderung, vor dem Neuen und Unbekannten. Dieses Buch ist also zum anderen auch ein Ratgeber für die generelle Unsicherheit neuen Herausforderungen gegenüber. Es hilft dir bei einer ganz konkreten Reise, die du planst oder von der du zumindest träumst. Du kannst aber auch alle Tipps und Geschichten im übertragenen Sinne verstehen: Indem du dich nämlich deiner individuellen Lebensreise stellst, die Reise in dein Inneres wagst und dadurch die Veränderungen im Außen auch zu begrüßen lernst.

Alles, was an neuen Aufgaben auf dich zukommt, kann dir Angst machen – oder aber dein Leben bereichern, weil du daran wächst!

„Du sagst, du seist nicht reif genug.

Ja, willst du denn warten, bis du verfaulst?“

Jules Renard

Auf zur Reise! Fertig? Los!

Aus meiner kleinen begrenzten Welt – mit einem Aktionsradius von kaum zehn Kilometern – half mir eines Tages mein guter Freund Olli heraus. Er hatte einen Job für mich und ich war mutig genug, dieses Angebot anzunehmen. Wenn sich eine Tür in deinem Leben öffnet, und du es wagst, durch sie hindurchzugehen, öffnen sich durch diesen Schritt wieder neue Türen – Möglichkeiten, von denen du nie etwas geahnt hast! Du kannst also – sinnbildlich gesprochen – nicht in den übernächsten Raum gelangen, wenn du stehen bleibst und einfach nur die Hände in die Taschen steckst.

Für den neuen Job musste ich umziehen, meine alte „sichere“ Welt hinter mir lassen und mich sozusagen häuten. Und nur dadurch, dass ich dieses Neue gewagt habe, führe ich jetzt das Leben, das ich kenne. Denn durch diese neue Arbeit, den neuen Lebensort, habe ich den Großteil meiner Freunde kennengelernt, die ich heute zu meinen größten Schätzen zähle. Und mit diesen Freunden eröffneten sich mir wieder neue Sichtweisen und Lebensmöglichkeiten!

Viele meiner Freunde scheinen als Backpacker und Weltenbummler wie geschaffen zu sein. Mit Freude und einer unendlichen Lust, die Welt zu entdecken, machen sie sich immer wieder, sogar bis in die entlegensten Stellen der Erde, auf. Sie gehen den Jakobsweg, trampen ein Jahr durch Kanada, klettern in mir unbekannten Gebirgen Bulgariens, streifen wochenlang allein durch Grönland oder arbeiten auf einer Hühnerfarm in Australien: An Vorbildern fehlte es mir definitiv nicht mehr! Dann kehren sie heim, übervoll mit Erlebnissen und Eindrücken, und sind sichtlich bereichert, glücklich und dankbar. Ich wollte immer alle Fotos sehen und jede Geschichte hören, um auf diese Weise wenigstens ein klein wenig von dem zu kosten, was da so abenteuerlich und aufregend klang. Aber sie konnten ja nicht alles auf einmal berichten. Und wie viele Erinnerungen blieben unerwähnt? Wie viel mehr Gesehenes und Erlebtes steckte noch dahinter?

Ich bekam Hunger auf mehr, Durst nach eigenen Erfahrungen. Eine Sehnsucht ergriff mich. Ich spürte, dass mir das Korsett meiner Angst zu eng geworden war. Doch wie und wohin den ersten Schritt tun? Konnte ich planmäßig mutiger werden? Noch immer war für mich selbst die Fahrt in die nächste Stadt mit Stress und Angstgefühlen verbunden.

Eine tiefe Freundschaft war es dann, die mir Flügel verlieh. Auch Yossi hatte ich durch meine neue Arbeitsstelle kennengelernt, das war zwei Jahre nach meinem Umzug. Er kam aus Israel, war für ein paar Monate als Freiwilliger hier und übte eine mitreißende Faszination auf mich aus. Wir scherzten immer, eines Tages mal spontan nach Portugal zu trampen oder uns auf einen Cuba Libre in Costa Rica wiederzusehen – im Stillen jedoch hielt ich keine dieser kühnen Abenteuerfantasien für möglich.

Es verging ein Jahr, bis er mich wieder besuchte, wir wieder unglaublich viel Spaß miteinander hatten und sich mir plötzlich – fast wie aus heiterem Himmel – der Wunsch aufdrängte, ihm einen Gegenbesuch abzustatten. Hatte ich den Verstand verloren? Angst, in überfüllten Supermärkten, Stress bei harmlosen Restaurantbesuchen ... und dennoch wollte ich verreisen? In den Nahen Osten? Ich? Mein Wagemut war stärker als mein Muffensausen: Ich buchte kurzentschlossen mein Ticket – für einen Monat nach Israel! Und ich habe es nie bereut. Es wurde eine wahnsinnig schöne, aufregende, abenteuerliche und intensive Zeit.

Mutig zur Welt hinaus – in die Welt hinein!

Woher weißt du eigentlich, dass du bereit bist, auf Reisen zu gehen? Schließlich gehört ja eine große Portion Mut und vor allem auch Durchhaltevermögen dazu, aus deinen Träumen Wirklichkeit werden zu lassen. Die Frage lässt sich intuitiv beantworten: Wenn du an eine mögliche Reise denkst, was überwiegt da? Das quirlige Gefühl einer Vorfreude? Oder Zweifel, Bauchschmerzen und Überforderungsgedanken? Nicht, dass deine Skepsis dich generell vom Reisen abhalten sollte – nur: Ist es jetzt schon die richtige Zeit?

Als ich endlich bereit zum Reisen war, bemerkte ich, dass der Wille tatsächlich Berge versetzen kann. Intuitiv wusste ich einfach, dass ich das irgendwie schaffen würde, denn ich *wollte* tatsächlich in den Nahen Osten. Erst kurz vorm Abflug kam das Muffensausen (» siehe Seite 55) – und das ist vollkommen natürlich. Zum Losgehen hat mich am Ende der Ruf nach Freiheit bewegt – und die Neugier auf eine andere, ungewohnte Welt.

Dieses Sehnen, gepaart mit einem „bequemen Angsthasen“ in mir, der vertraute Strukturen und Orte der haltlos wirkenden Welt vorzieht, ergibt

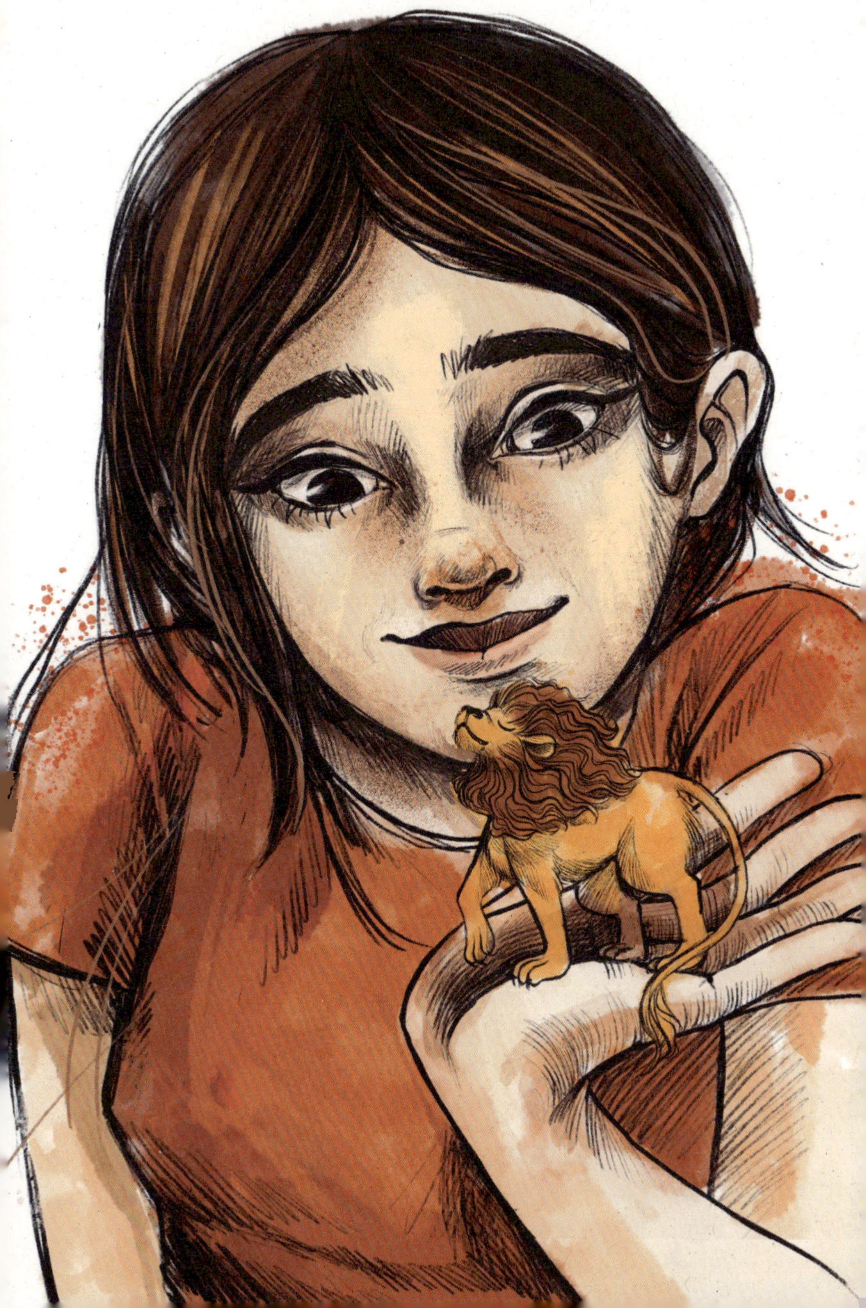

immer eine spannende Mischung. Was wird die Oberhand gewinnen? Kann ich die begründete Angst, die mir zeigt, dass eine Reise mich noch überfordern würde, unterscheiden von einer zu überwindenden Angst, die mich nur lähmt und klein hält? Welchen Argumenten schenke ich mein Gehör? Was ist Illusion und unausgereifte Träumerei? Was entspricht mir wirklich?

Sich ins Leben wagen

Irgendwie bist du unzufrieden, etwas nagt an dir. Spürst du, dass du dein eigentliches Potenzial nicht entfaltest, dich zurückhältst, auf Sparflamme lebst? Ja, deine Angst hält dich gefangen, du machst dich mit deiner Angst kleiner, als du bist. Angst selbst ist aber auch kein „Spaziergang". Im Grunde bist du schon allein dadurch mutig, ihr immer wieder im Alltag zu begegnen und dich tagtäglich mit ihr auseinanderzusetzen. Und: Siehe da, du lebst noch! Wie wäre es, wenn du dir nun auch Abenteuer suchst, die eine Herausforderung außerhalb deines Selbst darstellen?

Es heißt, der Weg aus der Angst führt direkt durch die Angst hindurch. Das bedeutet, dass du lernen kannst, dem Leben und deinen Ängsten gewachsen zu sein.

Raus aus deinem Schneckenhaus!

Wachstumsmöglichkeiten findest du immer dort, wo du außerhalb deiner Komfortzone bist – und dort geschehen auch die kleinen und großen Wunder, die Gänsehautmomente und die unerwarteten Lernschritte.

Versuche, im Kleinen zu üben:

Welchen Dingen weichst du aus, was traust du dir nicht zu? Mach eine Liste und arbeite sie ab. Das kann nach außen hin etwas scheinbar ganz Banales sein – etwas, bei dem du bisher immer gedacht hast: „Aaach, lieber nicht." Hier ein paar Ideen – deiner Kreativität sind keine Grenzen gesetzt!

- **kulinarische Besonderheiten testen**
  trotz der Angst, dass es vielleicht eklig oder seltsam schmeckt (z.B. Muscheln, Insekten)
- dich einem **Tier annähern**
  vor dem du Angst hast (z.B. einen Hund im Park streicheln, eine Vogelspinne auf der Hand halten, Tiere im Heimtierpark füttern)
- die **Angst vor Schmerzen**
  bewusst angehen und aushalten (z.B. endlich einen Termin beim Zahnarzt wahrnehmen, einen Ohrring stechen lassen, Blut oder Plasma spenden; bei einem Imker helfen)

- dich ganz **auf dich selbst verlassen**

  z.B. dein Handy einen Tag lang zu Hause lassen; auf einen längeren Spaziergang kein Wasser mitnehmen

- längere Strecken **Auto fahren**

  (und am Zielort etwas Schönes erleben) oder mit dem Auto mal zu einer verkehrsstarken Zeit unterwegs sein

- auf **Menschen** zugehen

  z.B. mit einem Obdachlosen reden, einen sympathischen Menschen auf einen Kakao einladen, fremden Leuten zulächeln

- **neue Aktivitäten** ausprobieren

  z.B. Meditationsabend, Trampolin springen, Tauchen lernen, Bouldern oder Klettern, Inlineskaten oder Surfen …

- mal **etwas „Verrücktes"** tun

  z.B. Haare färben, mit einem Segelflugzeug fliegen oder eine Ballonfahrt machen; früh morgens aufstehen, um den Sonnenaufgang zu sehen; mit geschlossenen Augen umherlaufen; dich als Akt-Model in einer Kunstklasse zur Verfügung stellen

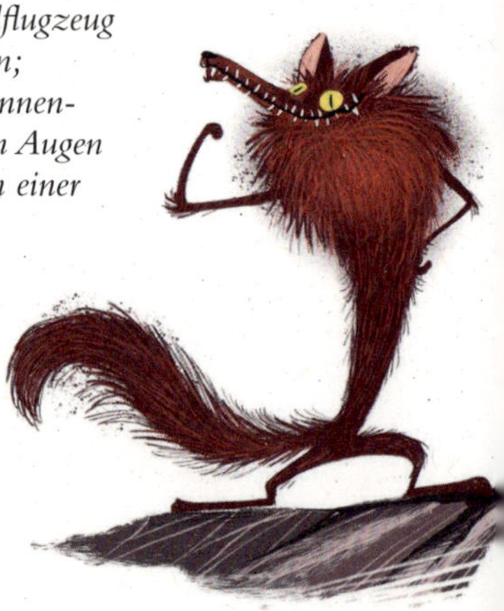

- **alleine** unterwegs sein

  z.B. im Theater, im Kino, in einem Café oder Restaurant, auf einer großen Veranstaltung mit vielen Leuten, bei einer Konferenz oder in einem Seminar

- anderen Leuten **auffallen**

  z.B. einen Vortrag halten, in der Öffentlichkeit tanzen, beim Karaoke mitmachen

Indem du dir bewusst immer wieder Herausforderungen suchst, wird dein Leben fast wie von selbst aufregend und abenteuerlich. Du spürst, wie du mutiger wirst, dich mehr wagst, dir mehr zutraust, sicherer in dir wirst. Und diesen kleinen und größeren Ängsten zu begegnen, wird dir auch in Bezug auf deine Angststörung mehr Kraft und Selbstbewusstsein geben.

Du weißt, dass du bereit bist, auf eine längere Reise zu gehen, wenn dir eine innere Stimme diese Sehnsucht einflüstert – die größer ist und lauter als deine Angst. Dann *willst* du diese Reise machen, und dann hast du auch alle Kraft dazu! Mach dir klar, dass es nicht bei dieser einen Reise bleiben wird. Es ist eine neue Lebenseinstellung, die sich da in dir formt. Eine Einstellung, die sagt:

Doch. Ich kann!
Ich tue einfach, was ich *wirklich* will.

„Man kann kein Neuland entdecken, ohne einverstanden zu sein, zunächst einmal und für lange Zeit, jegliches Ufer aus den Augen zu verlieren.“

André Gide

Wenn der Schritt sich zu bedrohlich anfühlt

Vor meiner Reise nach Israel verfiel ich in eine Melancholie, die einen lähmenden Gedanken in sich trug: Was, wenn ich auf der Reise sterben würde? Was, wenn ich nicht zurückkomme? So groß war mir der Sprung ins Unbekannte, in die Welt „da draußen“, dass mir die Transformation, auf die ich mich automatisch einlassen musste, wie ein kleiner Tod vorkam.

Mit jedem Wachstumsschritt streifen wir eine Schale des „alten Ichs“ von uns ab, verabschieden wir uns von einem Teil in uns und begrüßen einen neuen Teil. Die Angst vor der Reise spiegelt genau diese Angst vor der Veränderung.

Meiner Meinung nach ist es ein großes Problem, dass wir Heldenfilme unbewusst für bare Münze nehmen. Die Helden durchstehen allerhand Abenteuer und am Ende sind sie immer überglücklich und noch stärker als zuvor. „Und wenn sie nicht gestorben sind, leben sie noch heute." Aber – was nie gezeigt wird – auch diese Helden sterben irgendwann, wie jeder von uns gehen muss.

Du sagst vielleicht: Aber ich kann den Tod nicht akzeptieren, ich habe Angst vorm Sterben. Und daher willst du alles „Gefährliche" vermeiden? Dich deiner Bewegungsfreiheit berauben um einer trügerischen Sicherheit willen? Hieße das nicht im Grunde, dass du Angst *vor dem Leben* hast?! Kannst du vielleicht das Leben in seiner wahren Form nicht akzeptieren? Also die Tatsache, dass Leben bedeutet, dich außerhalb von „ewiger Ruhe" zu befinden, dass es von dir abverlangt zu wachsen, dich zu verändern – denn nichts dauert ewig (auch deine Angst nicht!).

Es gibt kein Geheimrezept für ein ewiges Leben, keine Garantie, dass man immer mit heiler Haut davonkommt. Jeder wird irgendwann das Zeitliche segnen. Auch du. Auch ich. Deine Angst wird dich davor nicht schützen können. Du kannst dieser „letzten Reise" nicht ausweichen. Du kannst dich nur entscheiden, die Zeit bis dahin so zu füllen und so zu verleben, dass du in Dankbarkeit gehen kannst, so viele berührende, wunderbare (und eben auch herausfordernde) Momente erlebt zu haben. Eines Tages wirst du sterben – aber alle anderen Tage davor darfst du leben!

Ich habe eine kleine Frage an dich, und ich möchte, dass du dir einen kurzen Augenblick Zeit nimmst, in dich zu gehen. Schließe deine Augen und überlege: *„Wann habe ich mich besonders lebendig gefühlt?"* Was war also ein Moment größter Lebendigkeit in deinem Leben?

Diese simple Frage kann eine große Wirkung entfalten. Denn sie kann ein Lächeln auf deine Lippen zaubern und dich daran erinnern, wie schön es ist, am Leben zu sein. Und dass das Leben ein Geschenk ist, bei dem du die Wahl hast, was du damit anstellst.

Wenn du dich lebendig fühlst, vergisst du die Zeit und deine Sorgen. Du gehst ganz im gegenwärtigen Moment auf. Du liebst dein Leben, das Dasein. Du bist einverstanden mit dir, einverstanden mit deinem Weg – und du spürst eine unendliche Kraft in dir, dein Leben zu gestalten! In den Momenten höchster Lebendigkeit bist du deinem Kern am nächsten. Du machst etwas, was dich wirklich erfüllt. Du bist mit Haut und Haar anwesend. Und nicht selten fühlst du dich gerade dann lebendig, wenn du dich etwas getraut hast. Wenn du einen neuen, einen ungewohnten Weg eingeschlagen hast und dadurch ganz wach bist und alles intensiv wahrnimmst.

Willst du dich wieder so fühlen? Dann gibt es einen Trick: Verlasse deine Komfortzone!

Ein JA zu dem, was kommen mag

Reisen ist nicht immer angenehm. Leben ist nicht immer angenehm. Du stehst stundenlang auf einem Bahnsteig und dann heißt es: Der Zug fällt heute aus. Du fährst in ein sonniges Land, und ausgerechnet jetzt gibt's Graupelregen und Sturmwarnung.

In Frankreich packte mich beispielsweise hinterrücks die Einsamkeit und ich musste mich mit meiner eigenen Sinnhaftigkeit auseinandersetzen. In Israel steckte ich mit meinem Freund Yossi mit dem Auto in der Wüste fest. Die Reifen drehten an einem Abhang durch und wir kamen einfach nicht weiter. Die Sonne versengte uns die Birne und wir hatten keinen Tropfen Wasser mehr übrig. Da half nur noch: durchhalten.

Es sind die unbequemen Situationen, an die du dich im Nachhinein erinnerst. Wenn du eine Situation gemeistert hast, erfüllt dich das mit Stolz und

Selbstbewusstsein. Diese Grenzerfahrungen bringen dich persönlich weiter.

Reisen ist im Grunde ein Einlassen auf etwas, bei dem du nicht weißt, wie es werden und ausgehen wird. Es entzieht sich deiner Kontrolle, weil es so viele Zufälle und Begegnungen gibt, die du im Voraus gar nicht planen kannst. Versuche nicht, alles vorher schon lösen zu wollen, für alle Unpässlichkeiten gewappnet zu sein und bloß keine Risiken einzugehen ... Es liegt auch eine Bereicherung in der Erfahrung, sich im Unbekannten sozusagen zu verlieren, nicht alles zu verstehen und dadurch vielleicht verzaubert zu werden und wieder staunen zu können.

Auf Reisen hast du die Möglichkeit zu üben, dich vertrauensvoll auf das Ungewisse einzulassen. Versuche, dich innerlich wirklich dem Fremden zu öffnen, ihm zu erlauben, dich durchzurütteln (z. B. Ansichten zu hinterfragen und auf den Kopf zu stellen) und zu berühren. Lass dich wirklich ein auf die Erfahrung.

Sei dein eigener Kompass

Es ist *deine* Reise. Du kannst sie so gestalten, wie *du* willst! Keiner zwingt dich, irgendein Soll zu erfüllen. Du musst niemandem etwas beweisen. Es geht vielmehr darum, dass du etwas machst, womit du dich gut fühlst und wodurch du deinen eigenen Horizont erweiterst. Folgende Sätze haben mich in Momenten der Unsicherheit immer wieder an meine innere Stärke erinnert:

- Eins nach dem anderen.
  Ich muss nicht alle Hürden auf einmal nehmen. Ich kann mit kleinen Schritten anfangen.
- Ich bin frei.
  Ich mache diese Reise aus eigenem Willen. Das bedeutet auch, ich kann sie jederzeit abbrechen.
- Ich höre auf meine innere Stimme
  und sorge gut für mich.
- Es ist egal, wo ich mich befinde
  – solange ich dabei *bei mir* bleibe.
- Ich kann genießen.
  Ich versuche, in den vielen scheinbaren Nebensächlichkeiten Freude zu entdecken. Ich finde einen Weg, diese Reise zu genießen und mich immer wieder zu entspannen.

Liebeserklärung ans Leben

Erstelle dir ein *Vision Board*, das dich ermuntert und ermutigt, deinen Weg fortzusetzen. Welche Bedürfnisse würdest du dir mit dem Reisen erfüllen? Was ist es, was dich reizt? Vergegenwärtige dir immer wieder deine persönlichen, tiefen Gründe, wenn dich Zweifel überkommen.

Einfach mal machen!

Ich möchte an meinen Herausforderungen wachsen.

Ich will das Leben genießen.

Ich möchte einmal das Gefühl von Freiheit kosten.

Ich will mehr über mich lernen.

Ich bin neugierig.

Ich erlebe die wundersame Natur mit Leib und Seele.

Ich übernehme Verantwortung für ein erfülltes Leben.

Ich möchte die Welt entdecken!

Ich spüre Reiselust, den Ruf nach Abenteuer.

Es ist an der Zeit, etwas Neues zu beginnen!

Ich sage Ja zu der Lebendigkeit in mir!

Den Schritt wagen

Es ist so weit! Du hast dich entschieden, eine Reise zu wagen. Das Ticket ist gebucht oder du hast jemandem fest zugesagt, diesen Weg auf dich zu nehmen.

Und dann ist da plötzlich: Stress! Eine fast schon quälende Unruhe und ein Hut voller Zweifel und Fragezeichen. Irgendwie bist du dir auf einmal gar nicht mehr so sicher, dass du auch wirklich reisen willst – willkommen auf der ersten Etappe zu innerer Gelassenheit! Deine Aufgabe ist es jetzt, die richtige Balance zwischen Planen und Loslassen zu finden.

Nimm dich selbst an die Hand. Konkrete Pläne und Vorkehrungen helfen dir, mit deiner Angst vor der Unsicherheit umzugehen. Deine Reise bekommt Struktur und du kannst besser einschätzen, worauf du dich eigentlich einlässt. Pläne sind aber auch dazu da, um sie über den Haufen zu werfen, falls sich etwas ungeahnt viel Besseres ergibt. Verwechsle also diese Sicherheiten nicht mit starren Regeln, ohne die du den Halt verlieren würdest. Pläne sollen dich unterstützen, die ersten Schritte zu wagen. Danach kannst du mehr und mehr zu einer spielerischen Leichtigkeit und Spontaneität gelangen.

Im Grunde fällt dir nun die Aufgabe einer liebevoll fürsorglichen Mutter für dich selbst zu: Was hilft meinem ängstlichen Kind, sich zu beruhigen? Was gibt ihm Sicherheit und sorgt für Wohlbefinden? Wie sieht Plan B aus, wenn Plan A schief geht?

Alle Zeit der Welt

Grundsätzlich ist es wichtig, dass du dir einen großen Zeitpuffer einräumst. Lege deine Termine so, dass du beispielsweise gemütlich zum Zug bummeln kannst.

Wenn du im letzten Moment auf den Flughafen gehetzt kommst, ist es kein Wunder, dass du schon vor der eigentlichen Reise total durch den Wind bist. Wenn du dir Zeit lässt und dir selbst sagst, dass du im Chill-Modus bist, bist du gewappnet für die Eventualitäten, die dir unter Zeitdruck den letzten Nerv rauben würden – auf einmal kommt der Bus nicht, das Taxi muss wegen einer Baustelle einen

Umweg fahren oder du stehst länger an als geplant. Kein Problem, denn du hast ja genügend Zeit mitgebracht.

Dieselbe Strategie gilt für deine gesamte Reise: Warum solltest du eine Sightseeingtour, eine Bergwanderung und eine Party auf einen Tag legen? Nur, um dann am nächsten Morgen gleich weiter zum nächsten Ort zu gondeln, womöglich noch mit stundenlanger Autobahnfahrt dazwischen? Dann ähnelt deine Reise eher einem sportlichen Wettkampf mit möglichst vielen Disziplinen.

Deine Seele bleibt irgendwo ratlos auf der Strecke und du wirst zum bloßen Konsumenten der Erlebnisse. Wenn du tiefere und vor allem entspanntere Erfahrungen machen willst, handle nach dem Prinzip: „Qualität vor Quantität".

Nimm dir ausreichend Zeit, um an einem Ort anzukommen. Reise langsam, dafür umso intensiver.

Ein Dach über dem Kopf

Es mag abenteuerlich sein, am Morgen noch nicht zu wissen, wo man die Nacht über schlafen wird. Doch nicht jeder ist für diese Form von Wagemut gemacht. Angenehme und ruhevolle Übernachtungen haben einen großen Anteil an deiner Entspanntheit beim Reisen. Hier kein Geld ausgeben zu wollen, wäre am falschen Ende gespart.

Portale wie *fewo-direkt.de* und *booking.com* geben eine gute Übersicht über weltweit buchbare Ferienwohnungen und Gästeappartements.

Bei *airbnb.com* bieten neben kommerziellen Anbietern auch Privatpersonen Übernachtungsmöglichkeiten an. Sie stellen freie Zimmer ihrer Wohnung oder auch gesamte Unterkünfte zur Verfügung, daher kann es vorkommen, dass du Bad und Küche teilen musst, sonst hast du aber deine Ruhe.

Wenn dir nach mehr Sozialkontakt ist, findest du auf *couchsurfing.com* Leute, die kostenlos eine Schlafgelegenheit zur Verfügung stellen, um mit Reisenden ins Gespräch zu kommen. Über die Profilseite des Couchsurfers kannst du vorab herausfinden, ob ihr auf einer Wellenlänge seid, welches Feedback vorherige Gäste hinterlassen haben und anhand von Fotos einen Eindruck deiner Unterkunft bekommen. Ein ähnliches Gastfreundschafts-Netzwerk ist auf *bewelcome.org* zu finden.

Eine kostengünstige Alternative zu Hotels oder Ferienwohnungen sind in vielen Städten auch Hostels. Hier schläft man zumeist in Mehrbettzimmern und hat zwar weniger Ruhe, dafür aber mehr Gelegenheit, mit anderen Backpackern in Kontakt zu treten. Das ist natürlich auch ein Umschlagplatz für die besten Insiderinfos und Tipps von Ortskundigen. Da deine Mitbewohner aber manchmal noch zu später Stunde Gespräche führen oder gerne auch mal die ganze Nacht mit Schnarchen beschäftigt sind, solltest du dir also gut überlegen, ob dir ein Hostel die benötigten Inseln der Erholung verschafft.

Für Fortgeschrittene gibt es noch die Möglichkeit, für Kost und Logis deine Arbeitskraft zur Verfügung zu stellen. Meistens hilfst du auf Farmen und Bauernhöfen (mit Schwerpunkt auf ökologischer Wirtschaftsweise auf *wwoof.de*) oder in Hotellerie und Gastronomie aus. Auf *workaway.info* findest du weltweit eine Vielzahl an Projekten und Familien, die sich über deine Mitarbeit freuen.

Ein kleines Festessen

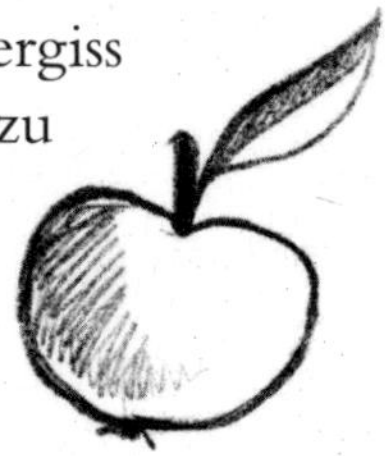

Um gut bei Kräften zu bleiben, vergiss nicht, regelmäßig und ausreichend zu essen und zu trinken. Dabei sind frittierte und panierte Speisen vom Bahnhofsimbiss nicht das, was dein Körper gerade braucht.

Dein körperliches Wohlbefinden ist die beste Grundlage für entspanntes Reisen (» siehe Seite 149).

Ein leckeres, gesundes Essen zu genießen, ist außerdem eine vorzügliche Beschäftigung auf einer längeren Fahrt. Mach ein kleines Festmahl daraus, lass es dir gut gehen!

Ideen für Reiseproviant

- belegtes Vollkornbrot

  mit (Frisch-)Käse, Gurken, Tomaten etc.

- Gemüsesnacks

  (z. B. in mundgerechte Stücke geschnittene Möhren, Gurke, Paprika, Minitomaten, Avocado …)

- Obst

  (Äpfel, Bananen, Birnen, Trauben – am besten sicher vor Quetschung in einer Dose verwahrt)

- gekochte Eier

- Trinkjoghurt

- Nüsse

  bzw. Studentenfutter

- Knäckebrot

  oder Cracker

- Trockenobst (ungezuckert und ungeschwefelt)

  z. B. Mango, Ananas, Himbeeren, Cranberrys

- Müsliriegel

  (möglichst nicht mehr als 10 % Zuckergehalt), alternativ: Müsli to go (Müsli in der Dose, das du unterwegs mit Wasser oder Saft zubereiten kannst)

- Reiswaffeln

- Käsewürfel

- Salamistücke

- Fisch in Dosen

  (z. B. Heringsfilets oder Makrelen – vergiss nicht, eine Gabel mitzunehmen!)

- Lunchbox

  Wenn du Muße hast, kannst du dir vorher eine kleine Mahlzeit zubereiten und in einer gut verschließbaren Dose mitnehmen:

  z. B. eine Kartoffel-Möhren-Suppe, Reis mit Salat oder Pfannengemüse; Gerichte, die dir auch kalt schmecken.

Checklisten und Reisetagebuch

Ich kann dir wärmstens empfehlen, dir ein kleines Notizbuch anzulegen. Was sonst auf einzelnen Listen und Zettelchen umherfliegt und schnell verloren geht, findest du hier wohlgeordnet und immer schnell an derselben Stelle.

- Auf den ersten paar Seiten ist Platz für:

1. **Notfallrufnummern** *(Notruf des Reiselandes, ggf. Nummer und Adresse der deutschen Botschaft, Hotline der Krankenversicherung)*
2. **Kontaktdaten** von deiner Familie und Freunden
3. **Sperrtelefonnummern** bei Verlust von Kreditkarten/Mobiltelefon

- Dann folgt deine Reiseplanung.

1. **Reisevorbereitungen:**
   Was musst du alles vor deiner Reise besorgen und erledigen? *(z. B. Passfotos, Visa, internationaler Führerschein, Krankenversicherung, Impfungen, Unterkunft, Mietwagen, Tickets …)*

2. **Wortschatz:**
   Lerne ein paar grundlegende Sätze der Sprache deines Reiselandes. Egal, wie schief du sie aussprichst: Wenn du sie benutzt, zeigst du Respekt und Höflichkeit.

3. **Checklisten:**
   Was musst du alles einpacken? Was willst du nicht vergessen mitzunehmen? Wer kümmert sich um deine Wohnung/Pflanzen/Tiere/Post? Am Abreisetag: Wasser abgedreht und Strom ausgeschaltet?

4. **Schritt für Schritt:**
   Erstelle eine strukturierte Übersicht deiner einzelnen Reiseabschnitte. Du kannst dabei so sehr ins Detail gehen, wie du es brauchst. Wann fahren die Züge, wo ist die Unterkunft, welche Orte möchtest du aufsuchen?

Auf diese Weise spielst du vorher in Gedanken schon einmal den Reiseverlauf durch und weißt besser, was dich erwartet. Du kannst auch *Google Street View* verwenden, um dich schon vor deiner Reise am Zielort auf 360-Grad-Fotos umzuschauen, um dich später besser orientieren zu können.

• Reisetagebuch

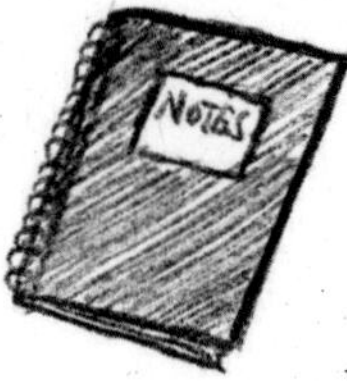

Den Hauptteil des Notizheftes bildet dein Reisetagebuch. Halte hier alle Eindrücke deiner Reise fest. Schreibe deine Erfahrungen auf und welche Erkenntnisse du gewinnst. Vielleicht magst du kreativ sein und kritzelst ein paar Skizzen als Momentaufnahmen in dein Buch (alternativ kannst du auch Fotos einkleben).

Du hast in deinem Reisetagebuch auch die Möglichkeit, beruhigende Monologe festzuhalten (» siehe Seite 122). Schreib dir von der Seele, wenn dich was bedrückt, und mach dir selbst wieder Mut mit liebevollen Worten. Später kannst du deine Reise auf Papier verfolgen, in Erinnerungen schwelgen und stolz auf dich sein.

Sicherheitsvorkehrungen

Nutze deinen gesunden Menschenverstand und traue deinem Bauchgefühl. Wenn dir Menschen oder Orte nicht behagen, nimm einen extra Aufwand in Kauf, um woanders unterzukommen.

- Verhalte dich so, als würdest du dort wohnen.

Touristen sind leicht daran zu erkennen, dass sie orientierungslos und unsicher wirken, hilflos auf ihre Handys starren und teures Equipment offen mit sich herumtragen. Trete zielsicher und selbstbewusst auf, als wüsstest du genau, was du tust und wohin du gerade gehst. Gerade bei fremden Kulturen ist es ebenso ratsam, deinen Kleidungsstil anzupassen.

- Tipps gegen Diebstahl

Trage deinen Rucksack in Menschenmengen (zum Beispiel in der Metro) vor deinem Körper, nicht auf dem Rücken. Verstaue deine Wertsachen nicht in leicht zugänglichen Außentaschen. Du kannst sie auch in einer Plastiktüte aus lokalen Geschäften mit dir tragen, so erregen sie keine Aufmerksamkeit. Lass teuren Schmuck zu Hause.

- Dokumenten-Backup

Trage eine Kopie von deinem Reisepass bei dir und speichere Fotos davon auf deinem Handy. Solltest du deinen Ausweis verlieren, sparst du dadurch viel Zeit in der Botschaft oder im Konsulat. Für diesen Fall ist es ebenfalls ratsam, ein paar Extra-Passfotos parat zu haben.

- Auf Nummer sicher

Sei nicht geizig, wenn es darum geht, abends ein Taxi zu rufen, anstatt in der Dunkelheit allein nach Hause zu gehen.

- Offlinenavigation

Damit du dich nicht unnötig verläufst, lade dir eine Karten-App (z. B. *maps.me*) auf dein Smartphone. Damit kannst du dich auch ohne Internetverbindung orientieren und den Weg zurück finden. Durch die GPS-Ortung siehst du auf der Karte, wo du dich gerade befindest. Das Praktische an *maps.me* ist, dass die Straßen- und Ortsnamen sowohl in Landessprache als auch in Deutsch angezeigt werden. So weißt du, wie man sie ausspricht. Lege einen Pin fest, wo deine derzeitige Unterkunft ist, damit dich die Ortungsdienste zurücknavigieren.

Minimalistisch packen

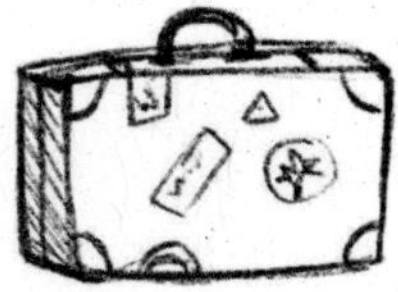

Immer schweres Gepäck mit dir herumzuschleppen, kann ganz schön Kraft und Nerven rauben – ganz abgesehen von Rückenschmerzen.

Überlege daher, ob es nicht Sinn macht, sich aufs wirklich Wesentliche zu reduzieren. Alles, was in einen kleinen Reisekoffer passt, darf mit. Der Rest muss zu Hause bleiben! Du willst schließlich reisen und nicht umziehen.

Als Handgepäck reicht ein kleiner Rucksack. Darin befinden sich deine wichtigsten Dokumente, Geld und alles, was du auf der Fahrt benötigst: also z. B. ein Buch/E-Book, etwas zum Schreiben und auf jeden Fall etwas zu essen und zu trinken.

Ballastfrei zu reisen, gibt dir unglaublich viel Freiheit. Zum einen kannst du dich leichter bewegen, zum anderen brauchst du weniger Zeit beim Packen. Wenn du nicht so viel mit dir herumträgst, musst du auch weniger bedenken (was kann nicht alles vergessen oder verloren werden).

Du hast Raum für anderes. Und wie gut tut die Erkenntnis, mit wie wenig Sachen man eigentlich auskommt!

Falls du während der Reise wirklich etwas vermisst, kannst du es notfalls einfach nachkaufen. Vielleicht glaubst du, all das Extragepäck zu brauchen, um für jede Situation gewappnet zu sein. Aber ist ein Grund deiner Reisesehnsucht nicht auch der, deine Komfortzone zu verlassen und Dinge einfach mal anders zu machen?

Nicht umsonst heißt es: „Not macht erfinderisch.“ Dann wirst du improvisieren, dir Sachen leihen und lernen, Sicherheit in dir selbst zu finden. Alles wird gut, auch ohne diese Für-alle-Fälle-Dinge wie das Extra-Paar Schuhe oder der tonnenschwere Reiseführer, in den du unterwegs vermutlich sowieso keinen Blick mehr wirfst. Das ist alles totes Gewicht, das dich beim Reisen behindert.

Daher: Reise flexibel und leicht – befreie dich!

Checkliste für minimales Reisegepäck

- Kleidung

  für eine Woche, die du unterwegs waschen kannst

  (wenn du magst, organisiere deine Kleidung in praktischen Kompressionstüten / Vakuumbeuteln)

- Schuhe / Sandalen

  gutes, bereits eingelaufenes Schuhwerk

- Hygieneartikel

  Zahnputzzeug, Haarwaschmittel in Reisegröße

- Reisehandtuch

  (alternativ: türkisches Hamamtuch, das fühlt sich angenehmer auf der Haut an, weil es aus Baumwolle ist, wiegt nicht viel und trocknet aufgrund der speziellen Webart ebenso schnell),

  ggf. Badelatschen für öffentliche Duschen

- Dokumente

  Reisepass, Kreditkarte, EC-Karte, Bargeld, Dokumente, Krankenversicherungsnachweis, (internationaler) Führerschein

- Technik

  Mobiltelefon (mit deiner Lieblingsmusik!), Ladekabel, ggf. Laptop, ggf. Allzweckadapter

- kleine Reiseapotheke

  Nimm nur das Nötigste (und keine Großpackungen) mit, die meisten Medikamente bekommst du bei Bedarf auch vor Ort. *(» siehe Seite 65)*

- Unterhaltung

  Ebook-Reader oder ein Buch deiner Wahl, dein Reisetagebuch und robustes Schreibwerkzeug

Klein, aber oho!:

- Ohrstöpsel

Gerade wenn du lärmempfindlich bist und dringend deine Ruhe brauchst, sind Ohropax unverzichtbar. Ich selbst habe mir individuelle, auf meine Ohren angepasste Ohrstöpsel besorgt und war schon oft sehr dankbar für diesen Entschluss.

- Schlafmaske

Im Flugzeug bleibt das Licht an, deine Unterkunft hat vielleicht keine Jalousien – wenn du bei Helligkeit nicht schlafen kannst, nimm dir eine Schlafbrille mit.

- Spucktüte

Überkommt dich manchmal Übelkeit, wenn du ängstlich bist? Halte für alle Fälle (und gerade bei längeren Busreisen) eine Spucktüte in der Seitentasche deines Rucksacks parat.

- Schlafsackinlay

Falls du in Hostels mit fragwürdiger Hygiene unterwegs sein solltest, wirst du es lieben, in ein Inlay schlüpfen zu können.

- Pack dein Heimatgefühl mit ein!

Nimm ein Duftöl oder eine bestimmte Creme, die dich an zu Hause erinnert, mit – oder ein Foto, was du dir hin und wieder anschauen kannst. Ich selbst liebe den Schein eines Teelichts. Vielleicht ist es auch ein besonders weiches Tuch, das dir, egal wo du bist, signalisiert: „Ich mach's mir gemütlich."

Muffensausen

Du sitzt quasi auf gepacktem Koffer, ein paar Tage noch und dann soll es endlich losgehen. Doch anstelle von Vorfreude spürst du nur Stress, ein flaues Gefühl im Bauch und überfordernde Unsicherheit.

Sei beruhigt: Mir ging es auch jedes Mal so! Ohne Ausnahme. Kurz bevor es ernst wurde, hätte ich immer am liebsten gekniffen. Ich sagte mir: Zu Hause ist es doch eigentlich am schönsten (und so sicher im kuschlig warmen Bett). Die große weite Welt sieht auf einmal gar nicht mehr so verlockend aus. Abenteuerlust? Was ist das?

Und was jetzt?

Zeit für ein kleines Gedankenexperiment:

Was wäre, wenn ...? Was wäre, wenn du die Reise einfach wieder abbläst? Achte ganz bewusst und feinsinnig auf alle Signale deines Körpers, wenn du dir diese Frage stellst! Was wäre, wenn du alle Pläne über den Haufen wirfst und schlichtweg zu Hause bleibst?

Öffne in Gedanken deinen Koffer und sortiere langsam wieder alle Klamotten zurück in den Schrank. Leg das Badezeug zurück in die Schublade, pack alle Sachen wieder an ihren Platz in der Kommode und im Kleiderschrank. Nimm deine Reisedokumente und wirf sie in den Papierkorb. Stell dir vor, wie du deine Freunde anrufst und ihnen deine Entscheidung mitteilst, erkläre ihnen, dass du es dir anders überlegt hast.

Wie fühlt sich diese Fantasie an? Bist du gerade traurig oder erleichtert? Verspürst du eine Wehmut, nun etwas zu verpassen?

Als ich innerlich noch nicht zum Reisen bereit war, habe ich tatsächlich hin und wieder meine Pläne über den Haufen geworfen und mich für die Sicherheit meiner vier Wände entschieden. Das fiel mir nie leicht. Ich habe immer mit mir gehadert, stark unter Gewissensbissen gelitten und mich für meine Unentschlossenheit gehasst. Heute weiß ich, ich hätte viel nachsichtiger mit mir umgehen sollen.

Wozu soll es gut sein, sich zu irgendwas zu zwingen, für das man noch nicht bereit ist? Sich etwas aufzuerlegen, was man im Grunde gar nicht will (» siehe Seite 163)?

Rückblickend kann ich sagen, dass mich eine größere Reise zu bestimmten Zeiten meiner Angststörung einfach überfordert hätte. Man setzt ein kleines Kind ja auch nicht einfach in einer Großstadt aus und wartet darauf, dass es sich verläuft oder panisch heulend in einer Ecke sitzt.

Wenn du also bei dieser Fantasiereise erleichtert aufatmest und sich ein Knoten in dir löst, dann hast du deine Antwort! **Du bist noch nicht bereit** zu reisen, und das ist völlig okay. Es ist gut, dass diese Erkenntnis jetzt kommt und nicht erst, wenn es zu spät ist. Du hast dir einfach etwas vorgenommen, was zu diesem Zeitpunkt (!) noch eine Nummer zu groß für dich ist. Sei mutig genug, den Rückzug zu wagen!

Gleichzeitig kann es sein, dass die Vorstellung eines Reiseabbruchs dich zwar entlastet, du aber Sorge trägst, was deine Freunde dazu sagen. Hinterfrage in diesem Moment noch einmal deine Motivation für deine Reise. Für wen unternimmst du die Reise, wenn nicht für dich?

Wie geht es dir jetzt mit der Fantasie, alles abzusagen und die Reise abzublasen?

Fühlst du **Bedauern**? Wird dir bewusst, dass du dann wohl etwas verpasst, was dir fehlen würde? Merkst du, dass du nicht bereit bist, deine Träume wegen ein bisschen Muffensausen aufzugeben?

Der Gedanke, zu Hause zu bleiben, im alten Trott, an selber Stelle, ruft in mir Frust und Widerwille hervor. Nein, ich habe keine Lust, die alten Bahnen auf ewig zu ziehen. Ich will ausbrechen und Neues erleben! Ich möchte die Welt da draußen entdecken und erobern und ich werde meinen Koffer wunderbar fertig gepackt lassen, denn ich bin vor allem eines: bereit!

Was soll schon passieren?

Mit der Aufregung, unterwegs zu sein, kommt auch die Angst vor dem Fremden, dem Unbestimmten, Unvorhersehbaren. Und genau dieses Fremde kann ganz schön bedrohlich wirken, wenn alle Horrorfantasien in einem Topf landen. Naturkatastrophen, Terroranschläge, Krankheiten oder selbst die auf den ersten Blick wenig dramatisch scheinende Frage: „Wo werde ich etwas (gesundes/verträgliches) zu Essen finden?“

Das kann einem ganz schön Angst einjagen. Hier ist es aber erst einmal wichtig, Rationalität walten zu lassen – das bedeutet, einmal ganz nüchtern alle Wahrscheinlichkeiten abzuwägen. Denn vermutlich bist du kein Kriegsfotograf, der sich willentlich und bewusst in gefährliche Situationen begibt (und der selbst dann in der Regel wieder gesund zurückkehrt!). Auch wirst du dich wohl eher nicht fernab jeglicher Zivilisation aufhalten. Und dort, wo Menschen leben und ihrem Alltag nachgehen, da wirst auch du zurechtkommen können und bei Bedarf jederzeit jemanden finden, der dir hilft.

Die Angst vor Krankheiten

Dein Kopf rattert und rattert mit allen Was-wäre-wenn-Fragen, die munter durcheinanderpurzeln und dich ein bisschen so aussehen lassen wie ein Murmeltier im Schockzustand.

Nun hole mal kurz tief Luft und entspanne dich eine Runde beim Ausatmen. Krankheiten werfen jeden aus der Bahn und es ist völlig normal, dass du Bammel davor hast, krank zu werden. Aber das panische Hin und Her deiner Gedanken hilft dir bei diesem Problem allerdings nicht wirklich, oder? Drei Erkenntnisse möchte ich dir in diesem Kapitel mit auf den Weg geben:

- Du bist stark genug.
  Du bist nicht machtlos einer Schar böser, angriffswütiger Krankheitskeime ausgesetzt, die dich auffressen, sobald du in ihre Nähe kommst. Du kannst dich schützen, indem du ein paar vorbeugende Maßnahmen beherzigst.

- Horrorfantasien.
  Krank sein klingt im Vorhinein schlimmer, als es am Ende meistens ist. Du wirst stark genug sein, mit der Situation umzugehen, falls es sein muss. Sorge dann einfach gut für dich, und nimm es als Teil der Erfahrung, die zu dieser Reise gehört.

- Erkenne negative Gedankenmuster.
  Geh nicht automatisch davon aus, dass dir etwas Schlechtes passieren könnte. Lenke deine Gedanken auf das Schöne; auf das, was du dir von deiner Reise erhoffst und wünschst!

Gesund bleiben. Gesund werden.

Je weiter nach Osten du reist, desto wahrscheinlicher ist es tatsächlich, dass eine Magen-Darm-Geschichte auf dich warten wird. In Ländern wie Indien liegt es meist an mangelnder Hygiene. Bakterien gelangen ins Essen und dein Körper reagiert mit Durchfall, Magenkrämpfen oder Erbrechen. Krank werden will natürlich keiner, doch wer nach Osten reist, sollte sich im Umgang mit Bauchweh eine gewisse Gelassenheit aneignen. Und sich, soweit es eben geht, an ein paar vorbeugende Maßnahmen halten:

Nach dem Gang zur Toilette & vor dem Essen …

Du musst nicht paranoid jeden Kontakt mit deiner Umgebung vermeiden. Beim Campen mit meinen israelischen Freunden in der Wüste war ich schon erstaunt, wie wenig ihnen ihre sandigen, verdreckten Hände ausmachten: Vielleicht härtet Schmutz tatsächlich ab. Je mehr Menschen allerdings um dich herum sind, desto mehr Bakterien würdest du auch aufnehmen, wenn du mit ungewaschenen Händen isst. Halte dich in diesem Fall einfach an den Spruch: *Seife an den Händen lässt Bazillen schnell verenden!*

Wasser abkochen

Von der Qualität des Trinkwassers in Deutschland können viele Länder nur träumen. Dein Darm braucht eine Weile, um sich an die Bakterien eines fremden Landes zu gewöhnen. Auch wenn es umständlich erscheint, so bist du doch auf der sicheren Seite, wenn du das Wasser vor dem Trinken abkochst. Alternativ kannst du verschlossene Wasserflaschen kaufen (in wärmeren Ländern gibt es praktischerweise oft Wasserkanister). Bestell deine Getränke ohne Eiswürfel, denn die werden meistens aus Leitungswasser gemacht.

Lebensmittel erhitzen oder schälen

Am besten ist es, frisch zubereitete und ordentlich durchgebratene Speisen zu verzehren. Das gilt insbesondere für tierische Produkte. Iss keinen rohen Fisch, kein halb gares Fleisch oder ungekochte Meeresfrüchte!

Abhängig von den hygienischen Bedingungen bedeutet das leider auch, auf rohes Gemüse und Obst zu verzichten, solange du es nicht mit deinem eigenen (sauberen) Messer und gewaschenen Händen schälen kannst.

Impfungen

Auf den Internetseiten des Auswärtigen Amtes findest du für jedes Land Einreiseinformationen und Sicherheitshinweise. Ebenfalls gibt es Angaben zur medizinischen Versorgung und zu den empfohlenen Schutzmaßnahmen. Informiere dich rechtzeitig, denn manche Impfungen benötigen eine längere Vorlaufzeit.

Nun hast du vielleicht auch Bammel vor Impfungen und wie dein Immunsystem darauf reagiert? Hier gilt es wieder, die Wahrscheinlichkeiten abzuwägen: Wie lange wirst du dich in dem Land aufhalten? Wie häufig und wie gefährlich ist die Krankheit, gegen die du dich impfen lassen kannst? *Better safe than sorry.*

Ich selbst halte mich meistens an die Impfempfehlungen, weil ich keine Lust habe, vor Ort immer diese Frage einer möglichen Infizierung im Nacken zu haben.

Sei gut vorbereitet

- Auslandskrankenversicherung
  Eine Auslandsreisekrankenversicherung ist genauso wichtig wie die Pflichtmitgliedschaft in einer deutschen Krankenkasse. In der Regel musst du die Kosten für eine Behandlung vorstrecken, also dokumentiere alles so gut wie möglich. Innerhalb Europas reicht in Standardfällen deine deutsche Krankenversicherung (erkundige dich am besten vor deiner Abreise!).

- Notfallausweis
  Bei deiner Krankenkasse oder beim Arzt kannst du einen Ausweis beantragen, der alle wichtigen Angaben auf einen Blick enthält. Aufgeführt werden deine Vorerkrankungen, Medikamententherapien und deine Blutgruppe. Am besten ist ein Ausweis in englischer Sprache (der gelbe standardisierte „Europäische Notfallausweis" beinhaltet gleich neun verschiedene Sprachen).

- Händedesinfektionsmittel
  superpraktisch, falls du vor dem Essen keine Möglichkeit hast, deine Hände zu waschen. Ansonsten gibt es Seifenplättchen in kleinen Dosen, die in jede Reisetasche passen.

- Sonnenschutz
  Unsere helle Haut ist pralle Sonne nicht gewohnt. Achte gut auf dich, indem du dich regelmäßig eincremst, zur Mittagszeit den Schatten suchst und einen Sonnenhut trägst.

Reiseapotheke

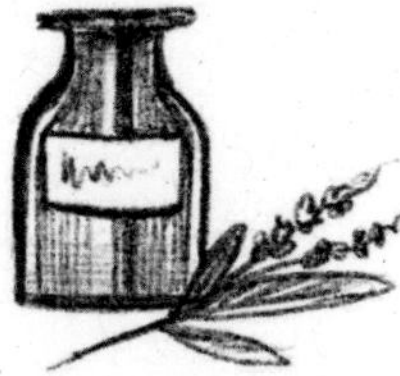

- Basics
  deine bewährten Mittelchen bei Erkältung

  z. B. Halslutschtabletten, Kräuterteebeutel, Taschentücher

- Antibiotikum

  Hier ist der Gang zum Hausarzt vorher nötig, um ein gutes Antibiotikum zu finden, das ein breites Wirkungsspektrum hat. Auch kann dich der Arzt beraten, wann es sinnvoll ist, die Tabletten tatsächlich einzunehmen.

- Durchfalltabletten

  Genauso wie beim Fieber gilt: Durchfall ist eine natürliche und wichtige Abwehrreaktion deines Körpers. Tabletten sollten erst genommen werden, wenn eine Dreitagekur (» siehe Seite 66) nicht hilft.

- Schmerzmittel/ Fiebermittel

  Vergiss nicht: Dein Körper ist ein Wunderwerk. Erhöhte Temperatur zeigt dir, dass dein Körper daran arbeitet, gesund zu werden. Meistens heilt er sich ganz von alleine, wenn du ihm genug Zeit, Ruhe, gesunde Nahrung und genügend Flüssigkeit gönnst.

  Pack ein Fieberthermometer mit ein, wenn du sichergehen und deine Temperatur im Auge behalten willst.

- Wärmflasche

  Ob Bauchweh, Rückenweh oder Heimweh: Die wohltuende Wärme einer Wärmflasche spendet dir Geborgenheit und Entspannung.

Das hilft, wenn du krank wirst

Du hast alle Vorkehrungen getroffen, um gesund zu bleiben ... und nun bist du doch krank geworden? Ach, so was Blödes! Aber da hilft nun Jammern auch nicht weiter: Augen zu und durch!

„Augen zu“ im wahrsten Sinne, denn Schlaf ist bekanntlich immer noch das beste Heilmittel. Nebst Trinken. Trink so viel Tee, dass du oft auf die Toilette musst. Ich verspreche dir, das wirkt Wunder!

Falls du dich zu Beginn einer Reise erkältest, reagiert dein Körper meist nur auf das andere Klima, die trockene Luft im Flugzeug oder den Stress durch den Ortswechsel. Halb so schlimm. Erkältungen steckst du zu Hause doch auch gut weg. Für diesen Fall hilft es, auf deine kleine gepackte Reiseapotheke mit den Lutschbonbons und Tees, die dir immer besonders gut helfen, zurückzugreifen.

Heilkur bei Durchfall

Die zweite „typische“ Reisekrankheit ist der Durchfall. Du hast etwas gegessen oder getrunken, was deinem Körper nicht gefällt und das zeigt er dir nun.

Gib dir drei Tage Zeit, um dich wieder aufzupäppeln, und halte dich dabei an folgende Tipps:

- Halte Diät:
  geriebene Äpfel/Möhren, Zwieback und Salzstangen, Kartoffelbrei und Suppen; keine Milchprodukte.

- Apropos Suppen:
  Gemüsebrühwürfel kannst du leicht mitnehmen. Sie versorgen dich mit Salzen und Mineralien.

- Gönne dir viel Tee und Schlaf.

Dann sorgst du gut für dich!

Es stimmt, du kannst nicht alles kontrollieren. Du kannst nicht für alle Eventualitäten vorab schon eine Lösung parat haben. Aber das ist auch das Schöne am Reisen: Du bist gefordert, spontan zu sein und deiner eigenen Kraft zu vertrauen.

Was, wenn es ernst wird? Darüber musst du dir jetzt keine Gedanken machen. Denn das liegt außerhalb deiner Macht. Mir hilft dabei das englische Sprichwort *„We cross that bridge, when we come to it.“* („Kommt Zeit, kommt Rat.“ oder „Wir werden sehen.“). Für alles findet sich eine Lösung und diese wird dir im richtigen Moment einfallen. Dein Bauchgefühl sagt dir intuitiv, was du gerade brauchst. Die Dinge werden sich fügen, du wirst

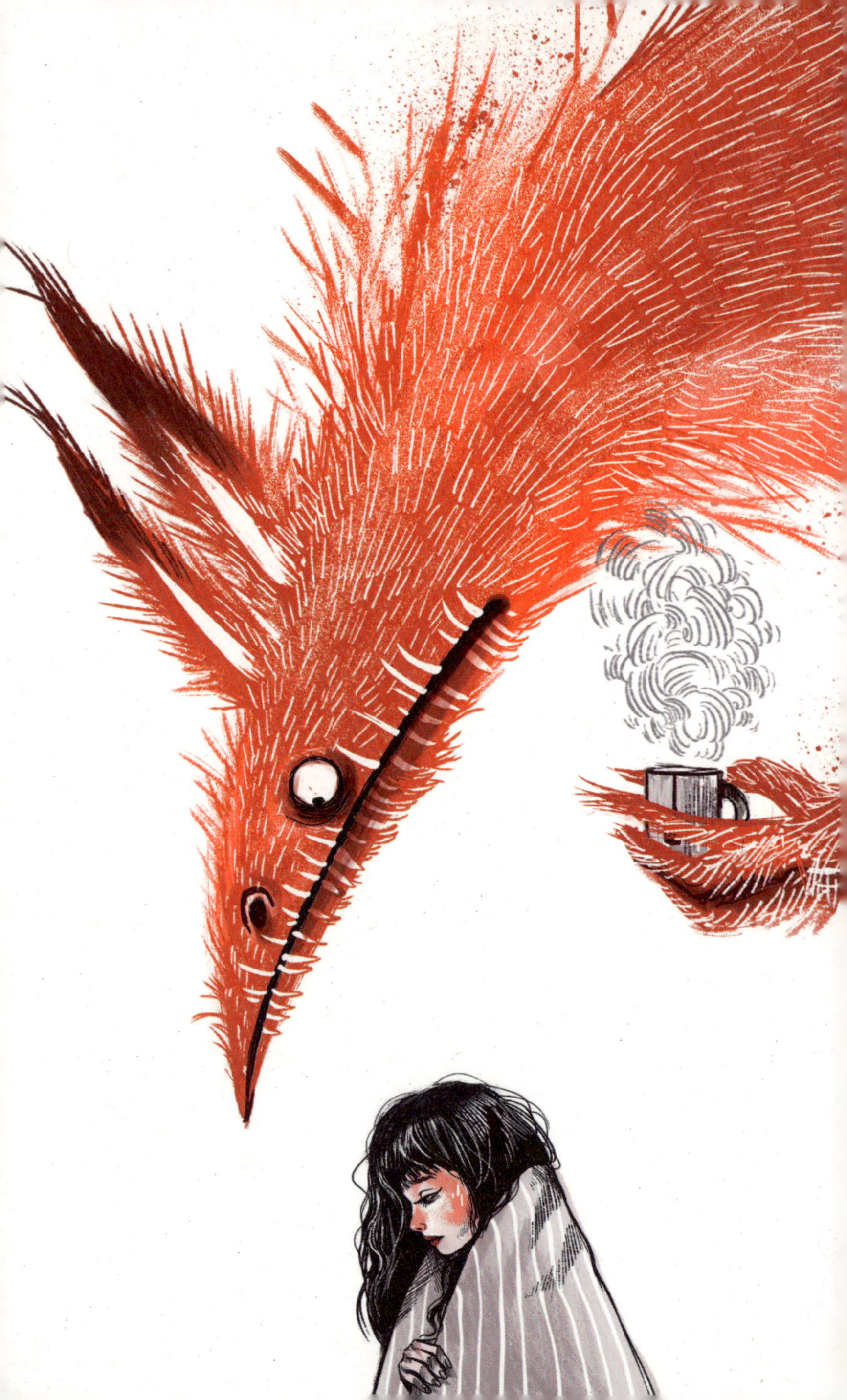

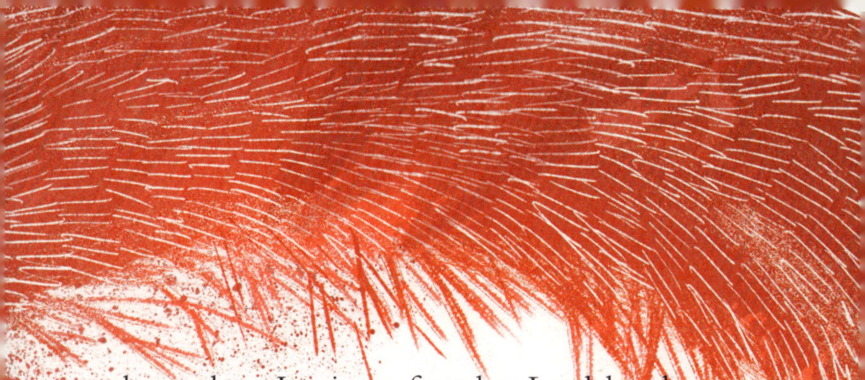

schon sehen. In einem fremden Land krank zu sein, kann sich doppelt so schwer anfühlen, weil dir die Sicherheit deiner gewohnten Umgebung fehlt. Umso hilfreicher ist es für dein „inneres Kind“ Kleinigkeiten bei dir zu tragen, die dir ein Gefühl von Gemütlichkeit vermitteln. Das kann ein schönes Tuch sein, ein Glücksbringer oder ein kleines Kissen. Zu Hause wäre jetzt alles gut und in Ordnung? Nun, hier ist es das auch!

Du hast schließlich dich selbst im Gepäck. Damit ist sichergestellt, dass du jemanden hast, der gut für dich sorgt und Verantwortung für dich übernimmt. Du achtest gut auf dich und bist aufmerksam dafür, deine Energie in Balance zu halten. Das heißt, du powerst nicht bis zum Umfallen, sondern gönnst dir Pausen, Zeit zum Relaxen und genügend Schlaf. Du musst *niemandem* etwas beweisen. Du bist unterwegs, um schöne und gute Erfahrungen für dich zu sammeln. Um dein Leben zu bereichern. Nicht, um dir selbst etwas aufzuzwingen, was dir nicht guttut.

Aber was, wenn …?

… irgendetwas Unvorhergesehenes passiert?
… ich „richtig“ krank werde?

Überleg mal, wie viel Energie du vor Antritt deiner Reise mit den ewigen Fragen und Zweifeln verbrauchst: „Was ist, wenn etwas passiert?“ Dieses ominöse ETWAS, das groß und gewaltig und nicht zu verkraften scheint. Aber ist dieses „Etwas“ wirklich so schlimm? Oder malt deine Fantasie es nicht nur viel schwärzer, als es ist? Oft ist es doch so, dass die Angst viel schlimmer ist als die Situation an sich.

Das „große böse Unbekannte“ verliert seinen Schrecken in dem Moment, in dem es vor dir steht. Dann ist es gar nicht mehr so groß und böse, sondern vielleicht nur noch etwas störend und nervend.

Wir waren alle schon einmal krank im Leben. Es gab große und kleine Erkältungen und alles Jammern half nicht: abwarten und Tee trinken und den Körper seine Arbeit machen lassen. Dann warst du wieder gesund, die Sache halb so schlimm und bald wieder vergessen.

Was wäre, wenn das Wörtchen „wenn" nicht wär?

Was wäre also, wenn du krank wirst? Dann nimmst du darauf eine Weile Rücksicht und sorgst gut für dich. Danach geht das Leben weiter!

Was ist, wenn du zum Arzt musst? Was, wenn du dich so krank fühlst, dass du die Reise abbrechen willst? Dann ist es eben so! Dann ist das deine Reise, die zwar etwas anders verläuft als geplant, aber immerhin bist du da gewesen, wo du sein wolltest.

Du hast deine ersten Schritte ins Abenteuer gemacht. Es kann **immer** etwas dazwischen kommen. Eine Krankheit, eine Pause, ja selbst ein Abbruch ist kein Weltuntergang. Du wirst auch daran wachsen können.

Die Angst, ausgerechnet im Urlaub krank zu werden, beinhaltet eine Art „magisches Denken". Als würdest du durch die Reise an sich an irgendwelchen Stellschrauben des Schicksals drehen (können) und dadurch die Wahrscheinlichkeit von Gesundheit und Krankheit beeinflussen.

Krank werden kannst du an deinem Heimatort genauso wie unterwegs. Mach dir klar, dass nicht das eventuelle Kranksein das Problem ist, sondern vielmehr dein Glaube, dass das Kranksein ein riesiges Problem darstellt. Glaub an dich und deinen Körper! Hab Vertrauen, dass alles gut gehen wird.

Formuliere deine Fragen einmal anders!

Was wäre,

- *wenn du während der Reise gesund bleibst und du dir vorher ganz umsonst all diese Sorgen gemacht hast?*
- *wenn du deine Reise gelassen und voll Vertrauen antrittst?*
- *wenn du es tatsächlich genießen kannst, unterwegs zu sein?*
- *wenn du Menschen triffst, die dich begeistern?*
- *wenn du Erfahrungen sammelst, von denen du ein Leben lang zehrst?*
- *wenn du unglaublich viel Spaß hast und vollkommen glücklich bist, unterwegs zu sein?*
- *wenn du deine Kraft und Stärke spürst und am Ende nur noch lachen kannst?*

Was hilft mir jetzt?

Im folgenden Kapitel zeige ich dir hilfreiche Strategien und Techniken im Umgang mit deiner Angst.

Sei gut zu dir

Die wichtigste Regel lautet: *Geh liebevoll mit dir um.* Und genau genommen ist das die einzige Regel, die du beachten musst. Alles andere ergibt sich daraus wie von selbst. Jede Wirkung der hier vorgestellten Strategien verpufft, wenn du sie nur mechanisch befolgst; wenn du nur zwanghaft nach einem Mittel suchst, das dir die verdammte Angst endlich vom Halse schafft.

Du bist aber nicht Opfer deines Körpers. Deine Gefühle kommen nicht von irgendwo her, sondern sie sind ein Teil von dir. Lehne dich nicht ab für das, was du bist und fühlst! Gerade jetzt, wenn das Leben nicht so einfach ist, brauchst du dringend Zuspruch und Fürsorge von dir selbst. Bei allem, was du tust, bei jeder Überlegung, wie du auf deine Angst reagieren willst, kannst du dich also fragen: *Was würde ein sich selbst liebender Mensch jetzt tun?* Eine innere Weisheit in dir wird die Antwort schon wissen. Mach dir eine Tasse Tee, kuschle dich in dein Bett oder schlaf ein bisschen. Gönn dir ruhig eine Runde Selbstmitgefühl. Verzeihe dir, falls du dich selbst gerade als zu kompliziert empfindest. Denn wenn du dich verurteilst, distanzierst du dich noch weiter von dir. Nimm dich selbst in den Arm (und das meine ich wortwörtlich). Lass dir Zeit, wieder zu dir zu kommen.

Eine Freundin hatte mir mal in so einer Situation die Methode der *„Liebesdusche"* vorgeschlagen: Nimm eine Dusche und stell dir dabei vor, dass deine ganze Liebe für dich selbst mit dem strömenden Nass auf dich herunterregnet. Hüll dich ganz ein in ein liebevolles Mitgefühl für dich und deine Situation. Dabei spülst du gleichzeitig symbolisch alles ab, was dich bedrückt. Lass es mit dem Wasser hinabfließen. Im Folgenden findest du Ideen, wie du in Situationen von Stress, innerer Unruhe und Angst anders als sonst reagieren kannst. Es gibt unzählige Strategien, mit deiner Angst umzugehen. Nicht alle sind jedermanns Sache. Aber versuch einmal, offen zu sein und neue Methoden auszuprobieren. Vielleicht lernst du auf diese Weise ungeahnte Seiten an dir kennen.

Lass es raus

Weißt du eigentlich, wie oft dich deine Angst oder Panik schon überfallen haben?

Vermutlich sind es unzählige Male – zu viele, um darüber Buch zu führen. Und trotzdem fühlt es sich jedes Mal wieder schlimm und bedrohlich an, so, als wäre es das erste Mal. Kennst du diesen frustrierenden Zwiespalt, dass dein Körper vor Angst verrücktspielt, du von Gefühlen überschwemmt wirst – aber krampfhaft versuchst, Logik walten zu lassen? Du sagst dir vielleicht: „Das habe ich jetzt schon so oft erlebt. Ich weiß doch, dass ich im Grunde nichts zu befürchten habe. Ich weiß, das alles geht vorüber – warum hilft mir diese Erkenntnis nicht? Warum leide ich trotzdem gerade so sehr, obwohl ich es doch eigentlich besser weiß?"

Mach dir keinen Kopf

Versuche einmal ganz bewusst, deinen Kopf auszuschalten – die Gedanken zumindest zu dimmen, wie ein Hintergrundrauschen, das du nicht weiter wichtig nimmst. Zerdenke deinen Angstmoment nicht. Vermeide es, die Situation zu sehr zu analysieren. Denn indem du im Geiste alles wieder und wieder durchspielst, hältst du am Geschehenen fest. Logik walten zu lassen ist nur ein kläglicher Versuch, dir einzureden, dass du keine Angst haben musst. Das funktioniert so leider nicht.

Denn würdest du deinem Verstand wirklich glauben, dann hätte deine Körperempfindung gar nicht die Chance, eine so große Bedeutung zu bekommen, dass daraus Panik entsteht. Wenn du also mit deinem Verstand gegen die Angst in dir wetterst, ignorierst du nur, was nicht wegzureden ist: dass du gerade tatsächlich Angst hast. Dein Körper ist in Aufruhr!

Angst ist vor allem auch eine körperliche Erfahrung. Das heißt, dass deine Symptome und die dadurch ausgelöste Angst „echt" sind. In deinem Körper sind sie leibhaftig und deutlich spürbar. Sie lassen sich nicht leugnen oder wegdenken, nur weil du meinst, es eigentlich besser zu wissen. Es gibt keine Abkürzung. Du wurdest gerade von einem heftigen Regenschauer überrascht – da kannst du nicht von dir verlangen, von jetzt auf gleich mit trockener Haut weiterzugehen. Wenn du Angst verspürst, bedeutet das, dass ein physischer Prozess in Gang gesetzt wurde (» siehe Seite 155) – diesem kannst du am ehesten eben auch auf der körperlichen Ebene begegnen.

Adrenalin und überschüssige Energie zirkulieren jetzt in deinem Körper – was liegt da näher, als diese Energie wieder abzuführen und das Adrenalin dadurch abzubauen? Das kannst du erreichen, indem du dich im wahrsten Sinne des Wortes abreagierst. Lass es raus!

Beispiele für das symbolische (und vor allem körperliche) Dampf Ablassen:

- *Unternimm einen Spaziergang zu dir selbst zurück. Geh raus an die frische Luft und sei absichtlich flott unterwegs. Tritt bei jedem Schritt etwas stärker auf als sonst, als wärst du ein Kind, das wütend aufstampft, weil es sich ungerecht behandelt fühlt. Wenn es dir hilft, kannst du dazu Laute der Empörung von dir geben.*
- *Wackle mit den Händen, so, als würdest du die Angst von dir abschütteln.*
- *Tanz dich frei! Wirble herum, verleih deinen Gefühlen Ausdruck.*
- *Zapple und wippe auf der Stelle, schüttle dich so richtig durch. Pruste dabei!*

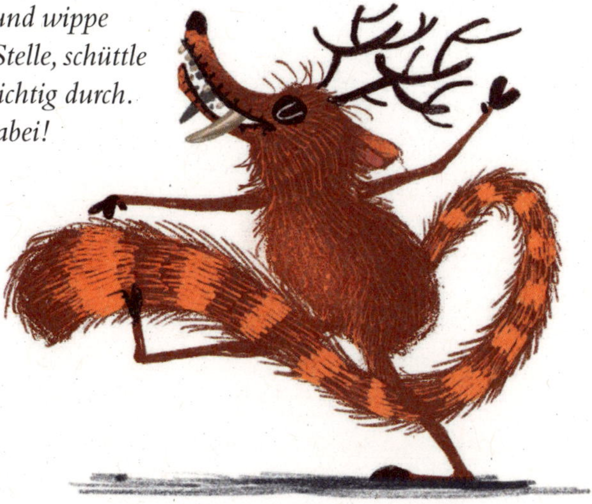

- *Lass deine Tränen fließen. Weinen hat eine sehr reinigende und klärende Wirkung.*
- *Trommle mit deinen Händen. Balle sie ruhig zu Fäusten und lass die Energien an einem geduldigen Kissen aus.*
- *Singe aus vollem Hals! Dadurch wird dein Lymphsystem angeregt.*

Sei ein liebevoller Beobachter und nimm den Prozess der Angstgefühle in dir wahr. Er gleicht einer Spirale: Die Gefühle klingen langsam ab, dann verstärken sie sich für Augenblicke doch noch mal, nur, um sich danach wieder zu beruhigen.

Es ist ein wenig so, als bräuchte dein Körper mehrere (Gefühls-)Durchgänge bis er begreift, dass ihm keine Gefahr droht. Es ist wie ein heftiges Gewitter mit Blitz und Donner und unerwarteten Regenschauern. Die Regengüsse prasseln auf die Erde nieder – unterbrochen durch einige Ruhemomente und Windböen – bis sie nach und nach schwächer werden und schließlich ganz aufhören.

So wirst auch du spüren, wie sich der Sturm in dir legt und sich die Wogen wieder glätten. Nun kannst du zu beruhigenden Methoden übergehen (z. B. » siehe Seite 89 „Mit allen Sinnen“).

Diese können jetzt viel besser wirken, da dein Körper nach der Bewegung offen dafür ist.

Liebevolles Selbstgespräch

Wie redest du mit dir, wenn du Angst hast oder gestresst bist? Bemühst du dich, hastig oder sogar verärgert, die Gedanken wegzudrücken, die dir Angst machen? Es ist von essenzieller Bedeutung, diesen inneren Dialog genau wahrzunehmen.

Versuchst du, das Unangenehme wegzuschieben und zu verleugnen? Sagst du dir so etwas wie: „Ach, stell dich nicht so an, du musst gerade nun wirklich keine Angst haben." oder „Das darf jetzt nicht sein! Angst, hau ab!"? Im Kapitel „Botschafter an deiner Tür" (» siehe Seite 112) beschreibe ich, wie wichtig es ist, jedem Gefühl, das bei dir anklopft, deine liebevolle Aufmerksamkeit zu schenken. Achte einmal genau auf deine innere Reaktion auf deine Angst. Welche Worte sagst du da zu dir? Oft spricht eine überkritische Stimme in uns, die wir von einem Elternteil in der Kindheit übernommen haben.

Wenn du dich in der jetzigen Situation dafür verurteilst, wie es gerade in dir aussieht, dann wiederholst du nur die Verletzung aus deiner Kindheit. Dabei hast du dir damals nichts sehnlicher gewünscht, als so angenommen und geliebt zu werden, wie du bist. Mache nicht den Fehler, in dieselben alten Fußstapfen zu treten. Es liegt in deiner Hand, anders und vollkommen rücksichtsvoll mit dir selbst umzugehen. Du kannst dich zum Beispiel liebevoll ermuntern, indem du dir sagst: „Okay, das ist gerade schwer für mich. Aber ich schaffe das. Eins nach dem anderen. Ich glaub an mich und bin stolz, dass ich es wenigstens versuche."

Bring es zu Papier!

Eine der wirksamsten Möglichkeiten, mit deinen Angstgedanken umzugehen, ist es, sie in Worte zu fassen. Schreib dir deinen Kummer von der Seele. Was bedrückt dich, was macht dir Angst? Was wünschst du dir? Wie erklärst du dir, dass du gerade Angst hast? Durch den Schreibprozess gibst du dir die Möglichkeit, dein inneres Wirrwarr aus einer anderen Perspektive zu betrachten.

Ausformulierte Worte können nicht nur Klarheit bringen, sondern auch unglaublich beruhigen. Dabei musst du nicht vorher wissen, was du eigentlich schreiben sollst. Niemand muss das später lesen; du kannst es auch wegwerfen. Sieh es als eine Art Reinigungsprozess: Gib den Gefühlen und Empfindungen in dir einen Namen – und dann lass sie los.

Um diesen Prozess zu verdeutlichen, habe ich dir eine Notiz von mir herausgesucht:

Rational denken ist nicht möglich. Rationale Gedanken scheinen mir paradox und lachhaft. Ein Weinen, ein Schreien, ein Aus-mir-selbst-fliehen-Wollen. Ich fühl mich so elendig und schwermütig. So zerschlagen und fertig. Ich möchte schreien und strampeln und komme mir dabei vor wie ein bockiges Kind. Mir ist so zum Weinen und mein Herz ist so allein und so beklemmt, so unfrei, umklammert … mein Herz fühlt sich oft so an, als wolle es die Luft anhalten, als würde es ins Stocken geraten und in mir dreht sich alles vor Angst. Würde gerne mein Bleikleid abwerfen und einfach durchs Leben tanzen. Habe so eine Angst. Und niemand, der mir hilft, keiner, der mich rettet. Mein Heulen schon heiser.

Ich weiß nicht, was ich tun soll. Nicht zu heulen kommt mir „gefährlich" vor. Als würde die Angst mich schützen, dass es tatsächlich passiert, aber die Angst ist so ein großes Monster. In den Arm genommen werden will ich, dass mir jemand sagt, dass alles okay ist. Urangst. Angst Angst Angst. Bleib in der Realität! Steiger dich nicht rein. Vertrauen ins Leben – wie krieg ich das? Wie oft habe ich schon geweint, wie oft habe ich schon über meine Verzweiflung geschrieben … Und wie oft habe ich danach immer und immer wieder gelacht, mich gefreut, getanzt, ja gelebt … Hoch und runter, so muss es wohl gehen.

Allmorgendlicher Check-in

Es kann total erdend sein, den Tag mit Schreiben zu beginnen. Besonders, wenn du gerade eine sensible Phase hast, in der du öfter (vielleicht täglich) mit Ängsten zu tun hast.

Ich spreche von der Technik der sogenannten „Morgenseiten". Julia Cameron beschreibt sie in ihrem Buch „Der Weg des Künstlers" als Methode für mehr Kreativität. Jeden Morgen bringst du hierbei auf zwei Seiten deinen Gedankenfluss unzensiert zu Papier. Schreib einfach drauf los und lass alles raus, was dir im Kopf herumgeistert. Über die Zeit merkst du, welche Themen in dir rumoren und auch, welche Gedankenkreise sich wiederholen.

Diese als Wortbilder festzuhalten, ermöglicht es dir, ein bisschen Abstand von deinen Problemen zu bekommen: Irgendwie werden sie langweilig. Du schaust dir auf einmal mehr auf die Finger, wie du dich eigentlich selbst verhältst in dieser Misere: Trägst du dazu bei, dass alles besser wird?

Die Morgenseiten dienen also hervorragend zur Selbstreflexion und Bewusstwerdung innerer Prozesse.

Gedanken sind nur Gedanken

Wenn du voller Angst bist, merkst du wahrscheinlich auch, wie sich die Gedanken in deinem Kopf überschlagen. Eine Horrorfantasie jagt die nächste, und hinzu kommen die ganzen Selbstverurteilungen und die Tatsache, dass du irgendwie feststeckst. Deine Gedanken wiederholen sich, und du kannst sie einfach nicht stoppen.

Verbiete dir diese Gedanken nicht, sonst wirken sie als unausgesprochenes Glaubensmuster aus dem Unterbewusstsein weiterhin auf dich. Achte lieber darauf, dass du deine Gedanken *betont langsam* formulierst. Der Zustand in deinem Kopf gleicht sonst einer Schar aufgeschreckter Spatzen, die alle hektisch und wild durcheinanderschnattern. Sprich den Gedanken aus, der dir Angst macht (z. B. „Oh Gott, ich fühle mich gerade so seltsam"), und füge dann mit an: „Aha, so ist das also." oder „Das glaube ich gerade.", bevor du bewusst sehr langsam deine nächste Aussage formulierst. Es ist sinnvoll, diese Gedanken tatsächlich leise auszusprechen, auf diese Weise ordnen sie sich ganz von selbst.

Als beruhigendes Gegengewicht zu deinen negativen Gedanken können dir mutmachende Kraftsprüche dienen. Das sind lebensbejahende kraftvolle Sätze, die du wie ein Mantra immer wieder wiederholst. Damit lenkst du deinen Fokus automatisch auf den verborgenen Funken Hoffnung in dir, auf eine innere Weisheit, die dich auch in schwierigen Zeiten trägt.

Kraftsprüche sind zum Beispiel:

- *Alles ist gut.*
- *Ich bin stark, ich schaffe das.*
- *Ich habe Geduld mit mir selbst.*
- *Ich sorge gut für mich.*
- *Die Angst darf da sein.*
- *Ich glaube an mich. Ich bin mutig, Neues zu wagen.*
- *Meine Atmung gibt mir Kraft.*

Um den Kraftspruch zu finden, der dir momentan am besten helfen würde, nimm dir einen ruhigen Moment Zeit. Er sollte dir ganz persönlich entsprechen. Ein Kraftspruch drückt einen starken Wunsch von dir aus, wie du dich fühlen oder wahrnehmen willst. Schließe die Augen und überlege dir, was du dir sehnlichst für dich und dein Leben wünschst. Suchst du Leichtigkeit? Sicherheit? Möchtest du vertrauen können oder neue Wege gehen?

Als Anregung kann dir die folgende Liste von Bedürfnissen dienen:

Freiheit

Authentizität

Kompetenz

Einzigartigkeit

Selbstvertrauen

Geborgenheit

Berührung

Empathie

Fürsorge

Wertschätzung

Liebe

Mut

Ruhe

Sicherheit

Ehrlichkeit

Unterstützung

Wohlbefinden

Wachstum

Sinn

Stille

Verbundenheit

Freude

Leichtigkeit

Lebendigkeit

Zuversicht

Balance

Schönheit

Ganzheit

Formuliere, ausgehend von dem Bedürfnis, einen positiven, erfüllbaren Satz in der Gegenwart: zum Beispiel:

- Freiheit
  Ich bin frei und gelöst.
- Lebendigkeit
  Ich sprühe vor Energie und Lebenskraft.
  Ich schaffe, was ich mir vornehme.
- Zuversicht
  Die Angst geht auch wieder.
  Ich kann die Angst aushalten.
- Unterstützung
  Ich bin für mich da.

Wiederhole diesen Kraftspruch in Momenten von Stress und Angst so lange, bis du merkst, dass du innerlich ruhiger wirst.

Achte darauf, dass du den Spruch nicht ausleierst, indem du ihn mechanisch herunterbetest, ohne seine kraftvolle Wirkung zu spüren. Versuche vielmehr, jedem wiederholten Satz erneut die volle Bedeutung beizumessen. Es geht nämlich nicht nur ums bloße Wiederholen, sondern um die innere Haltung, die du beim Rezitieren einnimmst.

Deine Stimme klingen lassen

Eine weitere, unglaublich beruhigende Methode ist auch das Worte-Singen.

- Text finden

  Nimm dir einen Satz, der entweder deine Situation besonders gut – aber positiv – beschreibt oder einen Satz, der dir innerlich Halt gibt (wie die oben vorgestellten Kraftsprüche).

- Melodie finden

  Dann überlege dir eine simple Melodie und singe deinen Satz mit dieser Melodie. Du kannst dafür ein Weihnachtslied nehmen oder deinen Lieblingssong. Auch eine einfache, ausgedachte Tonfolge reicht völlig aus.

- Tipps

  Ziehe den Satz ruhig in die Länge, sodass jedes Wort über mehrere Töne geht.

  Achte besonders darauf, Pausen zwischen den Wörtern zu machen. Der Sinn dahinter ist, dass du beim Singen ausatmest. Und je länger du ausatmest, desto höher ist die beruhigende Wirkung!

Vielleicht fragst du dich, warum du anstelle eines mutmachenden Kraftspruches („Ich bin voller Gelassenheit. Ich kann alles schaffen.“) auch einen Satz wählen kannst, der einfach nur die Realität positiv beschreibt. Nun, das hat etwas mit der Akzeptanz der Gegenwart zu tun. Du erkennst an, was gerade ist, indem du deine Lage in konkrete Worte fasst und diese Worte dann wiederholst.

Nach und nach kommst du dadurch in einen Zustand des Akzeptierens, weil du die Dinge erst einmal so annimmst, wie sie eben sind.

Deine Angst beherrscht dich nicht mehr, sondern DU hast deine Angst im Griff.

Ein Satz könnte sein:
„I-i-i-ch. B-iii-in. Ei-ii-n. Bi-iii-ss-chen.
Aaa-auf-ge-ee-regt."

Mit allen Sinnen

Wenn du Angst hast, ziehst du die Aufmerksamkeit von all deinen Sinnen ab, weg von der realen Welt hin zum inneren Chaos.

Um dich wieder zurück in die Realität zu holen – ins Hier und Jetzt – kannst du schrittweise deine fünf Sinne erproben. Gehe dabei langsam vor und versuche, echte Neugier zu empfinden.

Schmecken – Koste mal!

Besonders geschmacksintensive Lebensmittel helfen, unwillkürlich die Aufmerksamkeit von der Angst abzuziehen. Dieser Effekt ist leider eher nur von kurzer Dauer. Daher eignet sich diese starke Sinneserfahrung als ritualisierter Einstieg zum Sinnesspaziergang.

Trinke ein Glas Wasser mit dem Saft einer halben Zitrone oder iss eine Banane. Du kannst auch langsam einen Löffel Honig ablecken oder ein (!) Stück Schokolade auf der Zunge zergehen lassen.

Versuche dabei, ganz bewusst auf die Wirkung zu achten, die das Essen in deinem Mund auslöst.

Tasten – Fühl mal!

Wenn deine Gedanken kreisen und du, außer Panik, nichts weiter spürst, ist es hilfreich, deinen Körper zu erden, ihn also wieder bewusst wahrzunehmen und seine Grenzen zu erfahren:

Wo sitze ich, wie fühlt sich das an? Spüre ich Kleidung auf meiner Haut oder einen Windhauch? Wo fängt mein Körper an, wo hört er auf? Als Kind war für dich eine Umarmung der einfachste und effektivste Weg, um dich zu beruhigen. Dein Körper und Geist wurden eingehüllt von warmer, weicher Sicherheit und Liebe.

Noch heute reagieren wir ganz feinsinnig auf diese Art körperlicher Berührung, daher:

Tröste dich!

Versuche einmal, dich selbst zu umarmen, auch wenn das vielleicht zuerst etwas komisch anmutet. Schling deine Arme um dich und wiege dich sanft hin und her. Streiche dir dabei mit den Fingerspitzen ganz sanft über deinen Arm, bis du Gänsehaut bekommst.

Ein wohliger Schauer lässt – und sei es nur für diese kurze Zeit – keinen Raum für deine Angst.

Dein Körper verbindet unglaubliche Geborgenheit mit dem Gefühl, gestreichelt zu werden.

Wenn die Angst allerdings gerade noch zu groß und zu störend ist, hast du womöglich keine Ruhe für eine Geborgenheitsübung. In diesem Fall gibt es eine leichtere Methode:

Zarte Berührung

Lege deine Handflächen in Höhe deiner Brust sanft aneinander, so, als würdest du beten. Dann stell die Fingerspitzen deiner rechten Hand in den Handteller deiner linken Hand. Öffne nun langsam, sternförmig deine rechte Hand und fahre mit den Fingerkuppen die Finger deiner linken Hand hinauf, bis sich die Fingerspitzen beider Hände treffen. Merkst du, wie es leicht kitzelt? Wenn die Fingerspitzen der Hände sich berühren, führst du die Bewegung an der anderen Hand weiter. Das heißt, die Finger deiner linken Hand gleiten nun an deiner rechten hinab, bis sie sich in der Handinnenfläche der rechten Hand treffen.

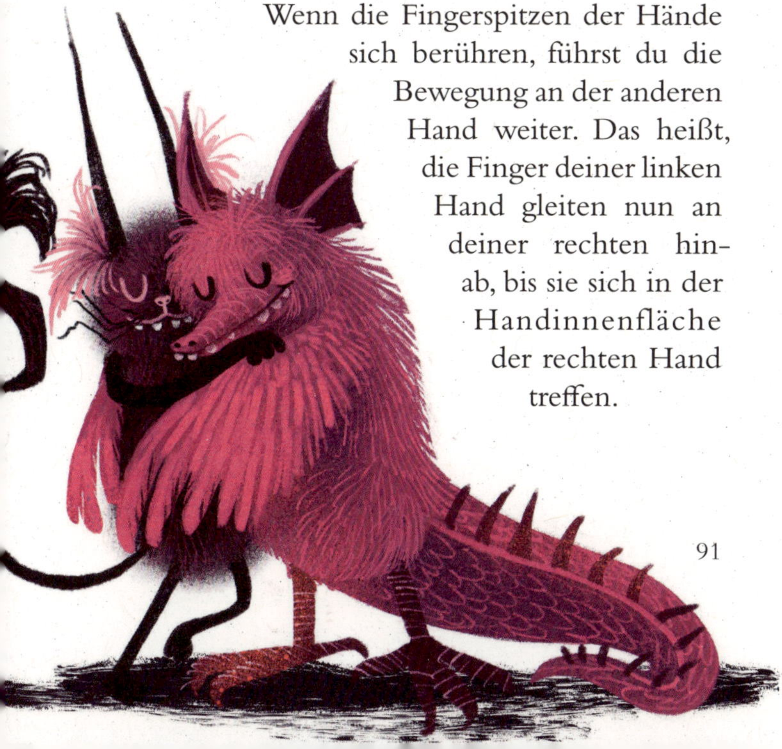

Wiederhole diese Bewegung ganz achtsam und besonders langsam. Wo beginnt für dich das Streicheln und wo das Gestreicheltwerden?

Den Kopf zur Ruhe bringen

Bedecke mit deinen Handflächen sanft deine Augen. Spürst du den Wärmeunterschied? Streiche mit dem leichten Druck deiner Finger an den Augenbrauen entlang nach außen. Bei den Schläfen angelangt, massiere diese mit sanften, kreisenden Bewegungen.

Wenn du gestresst bist, presst du oft unbewusst die Zähne aufeinander, das kann zu starken Verspannungen führen. Wandere deswegen massierend mit deinen Fingern weiter hinab zu deiner Kiefermuskulatur. Von dort aus gelangen deine Hände zu deinen Ohren. Knete und reibe deine Ohren, bis sie warm werden. Lege nun deinen Kopf ab, zum Beispiel auf eine Tischplatte oder dort, wo du dich hinlegst. Dein Kopf ruht auf deinem Oberarm. Erreicht die Hand, auf dem dein Kopf liegt, deinen Nacken? Variiere die Berührung: Streichle den Nacken sanft, knete ihn etwas fester, berühre ihn zärtlich mit den Fingerspitzen. Nach einer Weile kannst du nun auch die andere Hand hinzunehmen und dir damit langsam durch die Haare fahren. Stell dir vor, wie du geborgen auf dem Schoß eines lieben Menschen liegst, der dir liebevoll durch die Haare streicht und deinen Kopf krault. Diese Übung kann einen großen emotionalen Effekt auf dich haben, sodass du vielleicht weinen musst. Das ist völlig okay; streichele dich einfach voller Verständnis weiter und sei für dich da. Du bist geborgen und sicher.

Fokus wechseln

Wir sind es gewohnt, die Welt um uns herum mit den Händen zu „*begreifen*". Aber was, wenn du einmal versuchst, mit deinen Füßen die Umgebung zu erkunden? Zieh deine Schuhe und Socken aus und ertaste den Fußboden, das Stuhlbein, das Sitzpolster. Wenn es die Situation zulässt, spaziere doch mit den Füßen die Wände hoch, während du am Boden liegst. Ist die Wand kalt oder warm, glatt oder rau? Für eine bessere Aufmerksamkeit kann es sinnvoll sein, dass du die Augen schließt.

Deine Füße sind übrigens wunderbar als „Streichelinstrument" geeignet. Am Anfang mag es etwas plump und grob erscheinen, doch nach und nach gewinnst du das Feingefühl auch in den Füßen! Streichle mit dem einen Fuß den anderen! Streichle dein Bein! Was kannst du sonst noch streichelnd mit deinen Füßen erreichen?

Riechen – Schnupper mal!

Den Geruchssinn vernachlässigen wir oft schmählich. Dabei verleihen Düfte dem Leben eine ganz besondere Qualität.

Im Gegensatz zu unseren anderen Sinneseindrücken werden Gerüche nicht erst gefiltert. Gelangt zum Beispiel ein Reiz über die Augen zu uns, entscheidet der Thalamus im Gehirn – oft auch das „Tor zum Bewusstsein" genannt –, ob diese Information relevant ist und weiter an die Großhirnrinde geleitet werden soll. Ansonsten wäre der Mensch wohl nicht in der Lage, mit der täglichen Überflutung von Sinneseindrücken fertig zu werden. Informationen, die für die momentane Situation nicht wichtig sind, werden also einfach ausgeblendet.

Anders sieht das bei den Gerüchen aus. Über das sogenannte Riechepithel der oberen Nasenhöhle gelangen Düfte direkt ins Gehirn. Und dort sind sie viel intensiver mit einer Emotion verknüpft, als es das bloße Bild oder der Klang einer Sache sein könnten. Dieses Wissen kannst du dir zunutze machen, indem du überlegst, welche Düfte in deinem Leben dir ein Gefühl von Geborgenheit vermitteln. Vielleicht eine bestimmte Creme, ein Waschmittel oder Parfüm, das dich an schöne Situationen erinnert? Dann kann es dir in Zeiten von Stress und Angst gleich viel besser gehen, indem du nämlich an deinem Schal schnupperst oder du eine angenehm riechende Creme auf deine Handgelenke aufträgst.

Unabhängig davon gibt es Düfte, die nachweislich eine beruhigende Wirkung haben. Probiere mal ein ätherisches Duftöl mit Lavendel, Melisse, Rose oder Bergamotte. Es gibt zahlreiche Möglichkeiten, diese Düfte anzuwenden: als Raumduft, Duftwasser-Kerzen, Räucherstäbchen oder als entspannendes Aromabad. Erschaffe dir auch auf Reisen ein Zuhause, das dich entspannt!

Da die Angst dich gerne mal auch unterwegs erwischt, kannst du ein kleines Stofftaschentuch dabeihaben, das du vorher mit dem Duft deiner Wahl eingesprüht hast. Schließe die Augen, drücke deine Nase sanft in das Tuch und nimm langsam ein paar tiefe Atemzüge.

Hören – Lausche mal!

Schließe deine Augen und horche genau hin. Lass dich ein auf die Symphonie der Alltagsgeräusche.

Hörst du es irgendwo knistern oder leise rascheln? Dringen Gespräche von deinen Nachbarn zu dir herüber oder kannst du das weit entfernte Brummen einer Straßenbahn wahrnehmen? Singt da nicht ein Vögelchen? Tauche ein in die Welt der Geräusche. Alles hat seinen eigenen Klang, selbst wenn du dir mit den Händen durch die Haare fährst.

Soundtrack deines Lebens

Auf Zugfahrten und Flügen bewährt sich der gute alte MP3-Player. Mit der richtigen Musik auf den Ohren verwandelt sich die Welt in ein schönes Roadmovie, bei dem alles zusammenzupassen scheint:

Der Typ dahinten bewegt sich total im Rhythmus des Liedes, und die Tauben flattern so schön auf bei dieser Melodie! Lass dich hinwegtragen und von der Musik einlullen.

Sehen – Schau mal!

Beobachte einmal ganz genau, was du gerade tust. Nimm dabei jedes Detail wahr. Spiele den aufmerksamen Betrachter des Films deines eigenen Lebens.

Wo sitzt du gerade, was befindet sich mit dir im Raum? Mache wie ein Kind ganz große Augen und finde fünf Dinge, die du so vorher noch nicht wahrgenommen hast. Wie ist die Oberflächenstruktur von dem Ding geschaffen, das du direkt vor deiner Nase siehst? Wo gibt es Licht- und

Schattenspiele? Beobachte dich selbst dabei, wie du aufstehst, wie es aussieht, wenn du einen Fuß vor den anderen setzt. Sieh, wie deine Hand zur Türklinke greift, nimm den Lichtunterschied wahr, wenn du den nächsten Raum betrittst.

Dies ist die Methode des achtsamen Gewahrseins. Du fühlst dich dann so, als würdest du das aktuelle Geschehen verlangsamen, weil du viel bewusster und intensiver alles um dich herum wahrnimmst.

Kümmere dich nicht um deine Gedanken. Sie kommen und gehen. Du bist jetzt hier, in diesem Moment, und nichts ist wichtiger als das JETZT.

Alarmstufe Rot

Ich unterscheide zwischen Angstgefühlen und Panikattacken. Ängste sind tägliche Begleiter, die dir das Leben schwer machen können, weil du dich gestresst fühlst und nicht entspannt.

Du kannst jedoch lernen, mit deinen Ängsten umzugehen, sie auszuhalten und zu hinterfragen. Auf diese Weise werden sie kleiner oder tauchen gar nicht erst auf. Ängste sind etwas, worauf du selbst großen Einfluss haben kannst. Wenn du zum Beispiel aufgeregt bist, weil du gleich fliegen musst. Dann kannst du lernen, Dinge zu tun, die dich beruhigen.

Anders sieht es bei einer Panikattacke aus. Hier wird die Angst übermächtig und fordert deine ganze Aufmerksamkeit. Wenn die Panik kommt, bist du ihr erst einmal wie ausgeliefert. Wie ein Reh, das, vor Schreck erstarrt, die hellen Scheinwerfer auf sich zurasen sieht.

In so einem Moment wäre es hirnrissig, von sich zu fordern, mal eben eine Runde nachzudenken. Verlangst du von dir, entspannt zu bleiben, wenn du einen Autounfall hast? Oder an Schienen gekettet bist, während der Zug auf dich zugerast kommt? Nein. Denn hier geht es ums bloße

Überleben. So fühlt es sich bei einer Panikattacke zumindest an. Entweder du erstarrst oder du willst weglaufen.

Bevor ich darauf eingehe, was du in einem solchen Moment für dich tun kannst, nehme ich dich mit auf meine Reise nach Israel.

Dort wartete nämlich eine satte Panikattacke auf mich, weil ich schlichtweg alle Warnhinweise vorher übersehen hatte.

Sackgasse Panikattacke

Israel. Ich bin zum traditionellen Hummus-Essen im Imbissrestaurant Abu Hassan in Tel Aviv eingeladen. Wir sitzen an einem langen, schweren Tisch und essen Kichererbsenbrei mit Falafel.

Der Raum platzt aus allen Nähten, so groß ist der Andrang. Jeder versucht, sich möglichst lauter als sein Nachbar zu unterhalten, der auch nur das Marktgeschrei der Kellner übertönen will. Jemand schiebt sich hinter mir vorbei. Wir setzen uns noch enger zusammen, damit die anderen Gäste nicht stehen müssen.

Es ist ein ständiges Bänkerücken und wildes Gelächter, die Leute sind ausgelassen und laut. Bei dem Lärmpegel schaffe ich es beim besten Willen nicht, gelassen zu bleiben. Ich kämpfe mit der aufflammenden Angst, während meine israelischen Freunde munter rohe Zwiebeln in Tahini tunken.

Als wir schließlich die Mahlzeit beenden, hoffe ich, dass mein Zustand nun besser wird. Das Gegenteil ist jedoch der Fall. Heute ist es schwül und stickig – nicht die besten Voraussetzungen für eine Sightseeing-Tour.

Meine Freunde wollen mir jedoch die historischen Bauwerke auf der Anhöhe der Altstadt zeigen. Wir wühlen uns durch einen dichten Verkehrsteppich aus Hupen, Stau und Chaos. Schon jetzt bin ich nur noch damit beschäftigt, meine Beruhigungsmantras im Kopf herunterzubeten: „Ich bin ganz ruhig. Das ist nur meine Angst." So schnell, wie ich sie allerdings in meinem Kopf wiederhole, glaube ich selbst nicht an das, was ich mir da einzureden versuche. Anstatt mir wirklich Zeit zu nehmen, wieder in meine Mitte zu finden, will ich mit aller Kraft diese schrecklichen Angstgefühle loswerden.

Ich bin nervös und zittrig, merke, wie mir eine Beklemmung im Brustraum den Atem nimmt. Dennoch bemühe ich mich nach Leibeskräften, mich in die seichten Gespräche meiner Freunde einzuklinken. Von meiner Umgebung nehme ich nichts mehr wahr.

Dann ist auf einmal Treppensteigen angesagt. Meine Freunde fliegen fast die Stufen hoch. Ich könnte schreien und will weglaufen. Treppensteigen bei diesem schwülen Wetter? Ich weiß, das kann nicht gut gehen.

Wieder beiße ich die Zähne zusammen und mache mich an den Aufstieg. Es ist unglaublich anstrengend. Mein Herz tanzt auf einmal aus der Reihe, was mir unglaubliche Angst macht. Ich spüre jede noch so kleine Regung in meinem Körper und scanne ihn immer wieder. Selbst der

Flügelschlag eines Schmetterlings würde gerade in mir einen Tsunami an Gefühlen auslösen. Um mir nichts anmerken zu lassen und ein bisschen Zeit zu schinden, tue ich so, als wäre ich beflissen mit Fotografieren beschäftigt.

Es wäre vielleicht eine gute Strategie gewesen, wenn ich in diesem Moment wirklich offen für die faszinierende Umgebung gewesen wäre. So war es nur eine Verschleppung der sich anbahnenden Panikattacke. An diesem Punkt hätte ich das Ruder gewiss noch rumreißen können, indem ich einfach Zeit für mich allein beansprucht hätte, mich meinen Freunden offen mit meinem Gefühlschaos gezeigt hätte.

Doch ich mache weiter gute Miene zum verzweifelten Spiel. Wir besichtigen irgendwelche Katakomben, trotten durch schmale altertümliche Gänge, immer weiter – während meine Angst mehr und mehr zunimmt.

Als ich schließlich die Schwelle zur Panikattacke überschreite, geht auf einmal gar nichts mehr. Von einem Moment auf den anderen hocke ich mich auf den Weg, aus Angst, ich könne sonst ohnmächtig zu Boden kippen.

Erinnerungen an eine Panikattacke in Leipzig flammen in mir auf. Damals hatte ich wie ein

Häufchen Elend inmitten der Fußgängerzone gesessen und mich abwechselnd übergeben und geheult. „Du kannst hier nicht sitzen", holt mich das Schimpfen meines israelischen Freundes wieder zurück nach Tel Aviv. „Doch. Ich muss!", erwidere ich nur schwach.

Er versteht nicht, zetert weiter und meint, ich solle doch die Bank da vorne nutzen. Ich weiß kaum, wie ich es schaffe, überhaupt aufzustehen. Diese paar Meter zur Bank sind das Schlimmste. Die Bank will einfach nicht näherkommen, mir ist, als könnte ich sie nie erreichen. Ich bewege mich wie in Zeitlupe. Ewigkeiten vergehen.

Mein Freund redet auf mich ein. Vielleicht will er mich aufmuntern, doch seine Worte dringen nicht zu mir durch. Ich bin viel zu sehr damit beschäftigt, nicht zu sterben.

Deine Panik geht vorüber

Eins kann ich zur Beruhigung gleich vorwegnehmen: Eine Panikattacke bringt dich nicht um. Sie geht vorüber, versprochen!

Rein körperlich kann ein extremes Panikgefühl nur ein paar Minuten andauern, dann lässt die Adrenalinausschüttung von ganz alleine nach. Wichtig ist jetzt, dass du dir Zeit gibst. Widerstand gegen diese Situation macht gerade alles nur noch schlimmer.

Sieh dich wie eine Boje im stürmischen Ozean: Du wirst hin- und hergeworfen und kannst einfach nichts tun, außer abzuwarten. Je verkrampfter du versuchst, gegen das Unabwendbare zu kämpfen, desto schlimmer fühlt es sich an. Füg dich dem Sturm! Mach dir bewusst, dass du nicht untergehen kannst, auch wenn du es im Moment noch nicht weißt.

Setz oder leg dich hin und lass die Wogen der Angst durch dich hindurchströmen. Vielleicht zeigst du mir gerade, innerlich entrüstet, einen Vogel: „Wie soll das

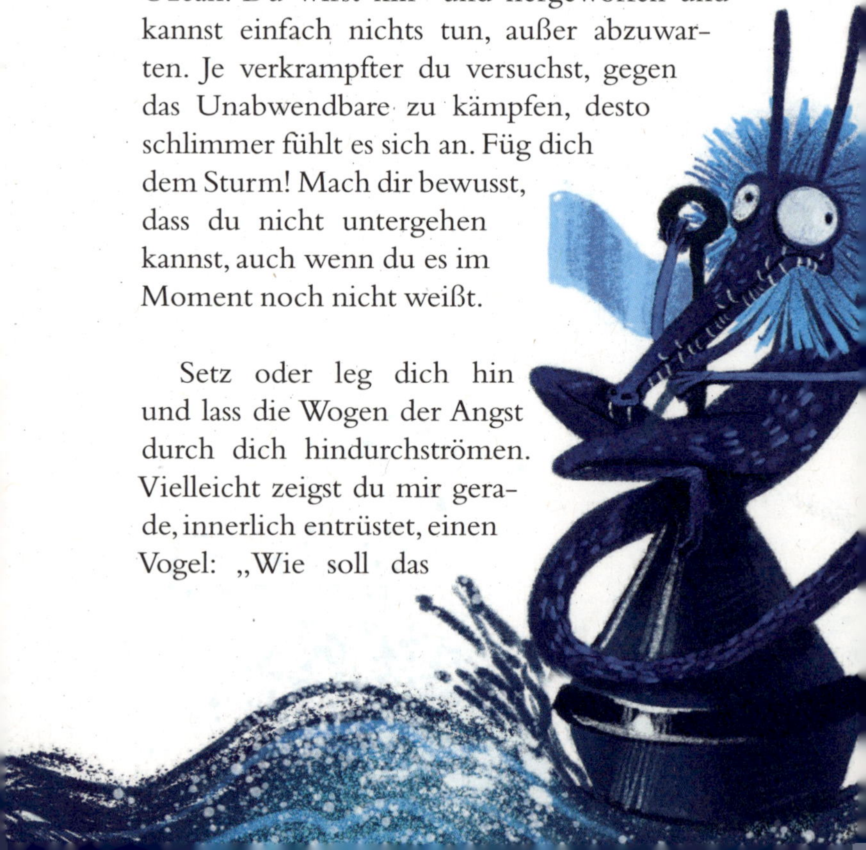

gehen, ich will mich doch nicht der Angst ergeben? Dann werde ich doch vernichtet!“, magst du vielleicht denken. Und genau so lässt du es zu, dass die Angst weiterhin Macht über dich hat.

Du wirst tausend kleine Tode sterben, aber jedes Mal danach wieder aufstehen. Ich habe sehr lange gebraucht, bis ich an den Punkt gekommen bin, mich nicht mehr verzweifelt gegen das Gefühl der Panik zu wehren.

Ich bitte dich also, Geduld mit dir zu haben, und darauf zu vertrauen, dass sich eines Tages alles zu einem Ganzen fügen wird. Jede Panikattacke ist eine Chance, wieder neu mit diesem Gefühl umzugehen, eine Chance, dich vollkommen anzunehmen.

Übe immer wieder bei einem aufsteigenden Panikgefühl, dich sofort auf deine Atmung zu konzentrieren: Schau, wie du gerade atmest. Bei Panik tendieren wir dazu, uns vollkommen zu verkrampfen. Jede Muskelfaser ist angespannt, wir atmen flach und viel zu schnell. Die Angst sitzt sinnbildlich im Körper fest.

Dabei haben wir das Zaubermittel zu unserer Beruhigung in der eigenen Hand: Mit tiefem, langsamem Atmen signalisierst du deinem Körper Entspannung.

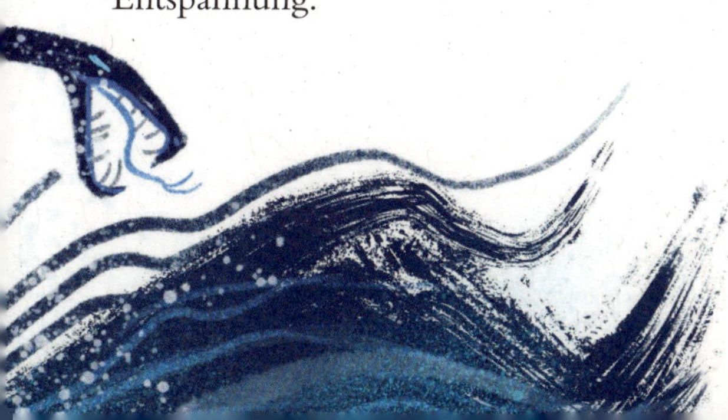

Der heilsame Atem

Versuche, sanft und fließend zu atmen. Wenn du magst, kannst du deine Hände vor deinen Körper, in Höhe des Bauchnabels, halten, sodass sich deine Fingerspitzen berühren. Beim Einatmen hebst du die Hände mit den Handflächen nach oben, immer auf der Höhe deiner Atembewegung.

Stell dir dabei vor, wie frische Luft deinen Körper immer mehr erfüllt und belebt. Beim Ausatmen drehst du die Handflächen um und schiebst durch das Absenken der Hände symbolisch die Luft aus deinem Körper.

Einatmen

Versuche, so lange und so viel Luft wie möglich durch deine Nase einzuatmen.

1. Zuerst atmest du in deinen **Bauch**. Der Bauch bläht sich sichtbar auf, wie ein Ballon. Zur Unterstützung kannst du dir eine Hand auf den Bauch legen und spüren, wie sie sich mit den Atemzügen hebt und senkt.
2. Wenn du weiter einatmest, dehnt sich auch dein **Brustkorb** aus. Um zu spüren, wie sehr sich die Rippen weiten können, kannst du für den

Anfang deine Hände in die Seite stützen und damit einen Atemwiderstand erzeugen. Atme auf diese Weise einige Male ein und aus, bevor du ohne dieses Hilfsmittel fortfährst. Jetzt müsste dir das volle Einatmen deutlich leichter fallen.

3. Am Ende des Einatmens hebt sich dein **Schultergürtel**. Während der ganzen Zeit bleiben deine Schultern entspannt und werden nicht hochgezogen.

Variation: Versuche doch einmal, herzhaft zu gähnen. Besser kannst du deinem Körper kaum signalisieren, dass keine Gefahr besteht.

Atempause

Nach dem Einatmen folgt ein Moment der angenehmen Stille. Es ist, als würdest du den Atem in Schwebe halten. Versuche nicht etwa, mit zusammengepressten Lippen die Luft anzuhalten, das führt nur zu unnötigen Verspannungen.

Stell dir lieber den Moment vor, wenn ein in die Luft geworfener Ball für einen herrlich zeitlosen Augenblick wie am Himmel zu stehen scheint, bevor er wieder umkehrt und herunterfällt. Die Atempause gleicht einem wunderbar sanften Moment des Innehaltens. Auch nach dem Ausatmen kannst du einen Augenblick bewusst in die Atempause horchen.

Ausatmen

Das Ausatmen erfolgt nun in umgekehrter Reihenfolge. Du kannst aus dem Mund oder aus der Nase ausatmen. Versuche, länger auszuatmen, als du eingeatmet hast.

1. Zuerst senkt sich wieder dein **Schultergürtel**.
2. Dann drückt sich dein **Brustkorb** zusammen.
3. Zuletzt lässt du alle Luft aus deinem **Bauch** und ziehst dabei den Bauchnabel ein, damit du auch wirklich vollkommen ausatmest.

Die Angst sitzt vor allem im Kiefer, im Brust- und Schulterbereich sowie in den Armen. Lass beim Ausatmen bewusst alle Anspannung los. Spüre, wie deine Muskeln merklich erschlaffen. Mit jedem Ausatmen ein bisschen mehr.

Folgende **Variationen** des Ausatmens helfen dir noch mehr, zu deiner ruhigen Mitte zurückzukehren:

- Seufzen, Summen und Stöhnen.
  Gib dem Ausatmen einen Laut, der deine Gefühle ausdrückt. Es darf ruhig ein bisschen geräuschvoll sein.
- Lippenbremse
  Lass deine Luft langsam durch einen Lippenspalt entweichen.
- Hand anhauchen
  Hauche deine Hand an, als wäre sie eine Fensterscheibe. Spürst du die Wärme deines Atems?
- Kerze anpusten
  Stell dir vor (oder probiere es mit einer tatsächlich brennenden Kerze!), du bläst zärtlich eine Kerzenflamme von der Seite an, so, dass sie sich bewegt, aber nicht davon erlischt.

Um eine tiefe und vollständige Atmung zu unterstützen, kann es hilfreich sein, wenn du dabei langsam zählst.

Ein besonders entspannender Atemrhythmus ist zum Beispiel das Zählen 4:4:8:4 (Einatmen: Pause: Ausatmen: Pause). Du kannst auch versuchen, mit jedem Ausatmen eine Zähleinheit länger auszuatmen (z. B. 4:4; 4:5, 4:6 usw.).

Gedankenkreisel

Während einer Panikattacke bist du natürlich kaum in der Lage, klar zu denken. Ich empfehle dir, diese panische Angst in Worte zu fassen und auf ihren Realitätsbezug hin zu überprüfen.

Stell dir die Frage: Was ist meine größte Angst, was gleich passieren könnte? Schreib diesen Gedanken auf. Überprüfe nach 30 Sekunden, ob sich die Befürchtung bewahrheitet hat. Wenn nicht, setze einen Strich auf die Liste und notiere dir erneut, wovor du gerade Angst hast. Nach weiteren 30 Sekunden schaust du, ob deine üble Vorahnung diesmal eingetreten ist. Wie wahrscheinlich ist es, dass es in den nächsten 30 Sekunden passieren wird?

Wiederhole die Prozedur so lange, bis du merklich ruhiger wirst. Es ist wirksamer, diesen Vorgang tatsächlich schriftlich festzuhalten. Wie oft schon hast du Panikgedanken gehabt, die aber gar nicht eingetreten sind? Wenn du darüber Protokoll führst, merkst du, dass deine Strichliste falscher Befürchtungen immer länger wird. Dein Kopf wird so recht bald verstehen, dass deine Gedanken nur deine Gedanken sind und nicht der Realität entsprechen.

Du bist geschützt

Wenn du ein paar Minuten so dasitzt und bewusst ruhig und tief atmest, wachst du allmählich aus deinem Schockzustand auf.

Das ist ein sensibler Moment, in dem die Panik wieder durch ein Hintertürchen hereinschlüpfen könnte. Bleibe also weiterhin ganz bei dir und konzentriere dich auf deine Mitte. Denn es ist jederzeit möglich, inmitten des Chaos einen ruhigen Punkt in dir auszumachen – einen Ort der Stille und Zuversicht in dir zu finden.

Sei liebevoll zu dir, berühre sanft deinen Oberarm mit deinen Fingerspitzen, sodass du Gänsehaut bekommst. Atme weiter tief und langsam. Sage leise zu dir: „Ich bin geschützt. Alles ist okay. Das geht vorbei."

Wenn du so weit bist, dass du „zurück ins Leben" gehen kannst, dann iss eine Kleinigkeit, zum Beispiel einen Apfel, als symbolische Handlung zur Stärkung deiner Lebensgeister.

Botschafter an deiner Tür

Wenn es eine Sache gibt, eine Botschaft, die ich dir auf diesem Weg mitgeben will, so ist es diese: **Du bist vollkommen okay, so wie du bist!**

Deine Gefühle dürfen da sein: sowohl die schönen und angenehmen, als auch die weniger glorreichen. Dein Körper ist das Haus, in dem du wohnst. Und alles, was sich darin abspielt, gehört zu dir. Ob du es nun magst oder nicht, es ist ja doch da. Also, wie wäre es, wenn du alles, wirklich alles, was da in dir auftaucht, willkommen heißt und anhörst?

An einem Tag geht es dir gut, alles erscheint dir leicht und schön. Da klopft auf einmal, ganz leise und vorsichtig, die Angst an deine Wohnzimmertür. Aber es ist doch gerade so angenehm hier, nicht wahr? Wer mag da schon die Tür aufmachen und das kleine nervige Monsterchen ansehen, geschweige denn hineinlassen? Es will doch sicherlich sowieso nichts Wichtiges. Du tust also so, als hättest du das Klopfen nicht gehört. Die Tür bleibt zu, du schaust lieber woanders hin.

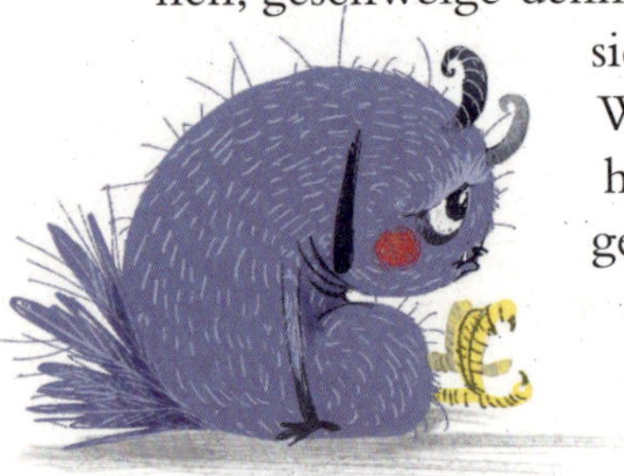

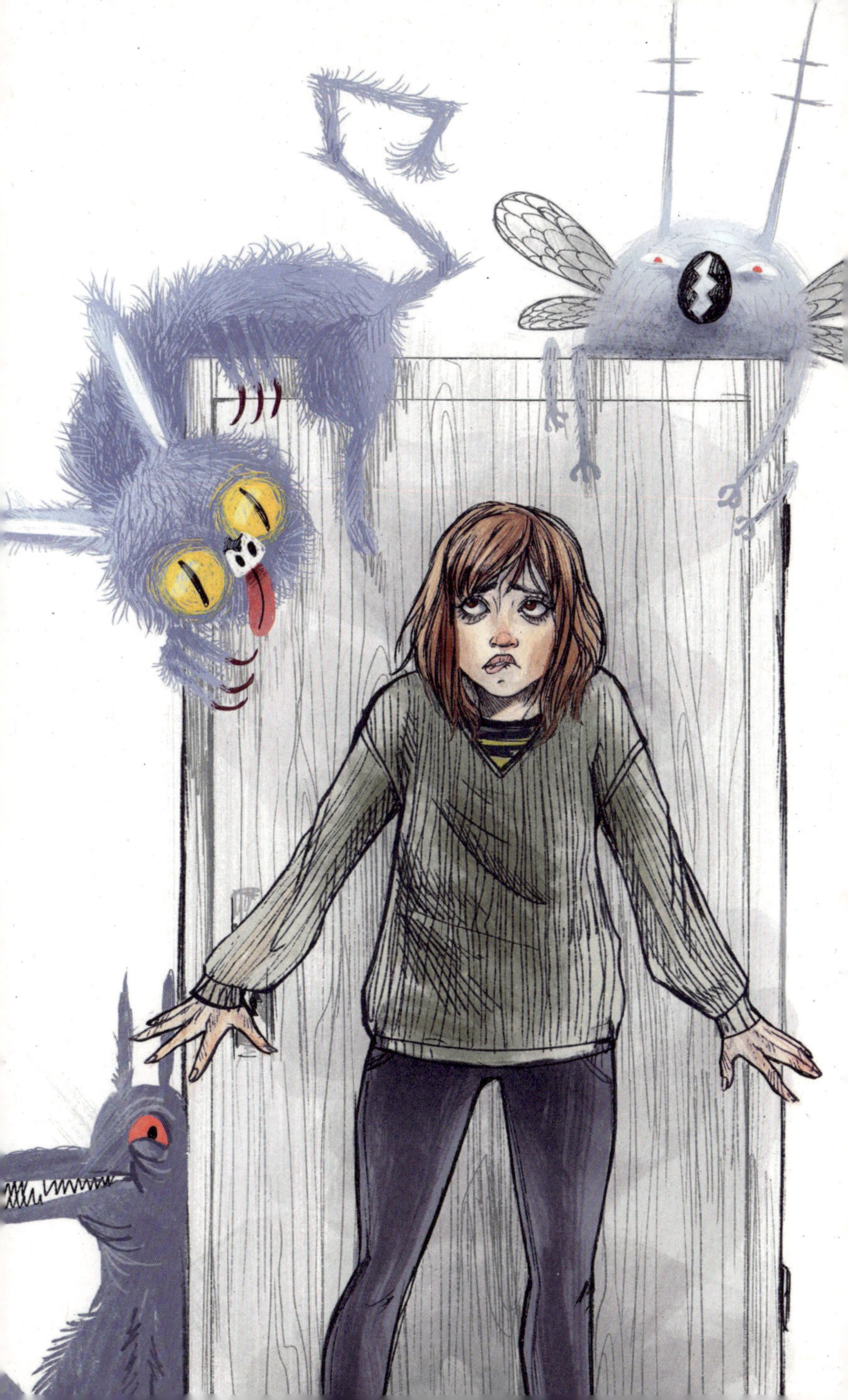

Aber die Angst will gesehen werden, so wie jedes andere Gefühl auch. Manchmal kratzt gleich eine ganze Horde unangenehmer Botschafter an der Tür. Sie werden ewig versuchen, Einlass zu finden. In so einem Moment tust du gut daran, sie freundlich hereinzubitten. Denn sonst werden sie übergroß, platzen in den Raum und entladen sich mit voller Wucht. Und genau das ist es ja, wovor du Angst hast: vor ihrer Größe, Unkontrolliertheit, Zerstörungskraft.

Versuche lieber, bereits den leisen Tönen deine Aufmerksamkeit zu schenken. Dann ist es auch leichter, die Botschaft zu verstehen. Was genau passiert, wenn du weiter die Angst an deiner Wohnzimmertür ignorierst? Sie wird sich auf eine andere Art Gehör verschaffen. Üblicherweise geht sie im zweiten Schritt den Weg der körperlichen Symptome. So sind viele Panikattacken eigentlich ein Aufschrei deiner Seele, die endlich bemerkt werden will mit ihrem Kummer. Spätestens dann, wenn dir die Ohren fiepen, dein Bauch verkrampft und dein Herz wild klopft, bist du „wach gerüttelt" und aufmerksam. Die unangenehmen Gefühle sind da, sind lautstark in dein Wohnzimmer geplatzt und schreien schrill und unüberhörbar: Alarm! Alarm!

Nehmen wir an, du lässt es zukünftig nicht mehr so weit kommen. Du versuchst nicht mehr, deine unangenehmen Gefühle beiseitezuschieben oder kleinzureden („Ach, das ist gerade nicht so wichtig."). Dann wirst du merken, dass die Zahl der Panikattacken in deinem Leben rapide abnehmen wird. Das bedeutet nicht, dass du nie wieder Ängste haben wirst. Die Ängste werden trotzdem anklopfen. Immer und immer wieder. Und das ist auch gut so!

Ich weiß, es fällt dir vielleicht schwer, den unangenehmen Gefühlen etwas Positives abzugewinnen. So seltsam es auch klingen mag: Sie sind das beste Zeichen dafür, dass du lebendig bist, dass etwas in dir in Bewegung ist. Schau, wer noch alles anklopft. Die Unsicherheit, die Traurigkeit, die Wut, das Glück, die Vorfreude, die Begeisterung und dann wieder die Angst. War sie nicht vorgestern erst da? Nun gut, mal sehen, was sie mir heute zu sagen hat! Manche Ängste sind schon ganz alt, mit Rauschebart und Runzelfalten: So oft waren sie schon da.

Und wenn du mit ihnen sprichst, wirst du hoffentlich Folgendes feststellen: Sie wollen alle nur das Beste für dich. Deine Gefühle – und damit meine ich auch deine Ängste – sind wie eine Familie, die für dich da sein will. Jedes Gefühl auf seine Weise. Herauszufinden, dass dich deine Angst eigentlich nur beschützen will, kann unglaublich heilsam sein. Heilung geschieht aber erst, wenn du deine Gefühle zulassen kannst. Jedes Gefühl, das da klopft, trägt also eine Botschaft mit sich, die beachtet werden möchte. Es ist wunderbar, Gefühle wahrzunehmen und sie vor allem ernst zu nehmen, weil sie uns Orientierung bieten und unsere unerfüllten Bedürfnisse verraten können.

Die gute Absicht deiner Angst

Stell dir vor, du bist mit dem Auto unterwegs und plötzlich leuchtet eine Warnlampe auf. Willst du lediglich, dass das Leuchten aufhört, oder möchtest du viel lieber sichergehen, dass die Ursache herausgefunden wird und dein Auto repariert werden kann?

Das Lämpchen ist wie deine Angst: Es signalisiert dir, dass gerade irgendetwas nicht rund läuft. Natürlich wünschst du dir automatisch, die Angst würde einfach verschwinden. Doch wie sinnvoll ist das? Wenn du das Leuchten an der einen Stelle ausschaltest, blinkt es früher oder später an der anderen wieder auf. Die Angst wird weiterhin ihr Ventil suchen. Sieh sie als Signalleuchte, die dir dabei helfen kann, dich selbst besser kennenzulernen und zu dir zu stehen. Frage dich: Was könnte die gute Absicht meiner Angst sein?

Die Botschaft deiner unangenehmen Gefühle ist also, dass du unerfüllte Bedürfnisse in dir trägst.

Im Folgenden zeige ich dir mehrere Möglichkeiten, deinen Bedürfnissen auf die Spur zu kommen.

Bedürfnisbarometer

Das Bedürfnisbarometer kann dir helfen herauszufinden, was du gerade brauchst. Entweder nimmst du dir die Zeit, die Botschaft deiner Gefühle zu verstehen, wenn sie just in dem Moment an deine Tür klopfen. Du kannst ihnen aber auch zuvorkommen, und dich mehrmals am Tag fragen, was gerade in dir lebendig ist.

Sprich die folgenden Sätze laut aus und fühle in dich hinein. Welche klingen in dir an? Was kannst du tun, um dir deine Bedürfnisse zu erfüllen?

Körperliche Bedürfnisse

Es mag simpel erscheinen, an dieser Stelle auf die Grundbedürfnisse hinzuweisen. Und doch vergessen viele Menschen im Laufe eines stressigen Tages, gut auf sich zu achten.

- *Ich habe Hunger.*
- *Ich brauche etwas zu trinken.*
- *Ich bin müde. Ich möchte schlafen.*
- *Ich muss mich dringend bewegen.*
- *Mir ist so kalt. / Es ist mir zu heiß!*

Den Ausgleich finden

Stell dir dein Leben wie einen Seiltanz vor:

Du kannst nie für lange Zeit in der ausgeglichenen Mitte sein. Um die Balance zu halten, schwingst du mal in die eine, mal in die andere Richtung. Es ist nicht möglich, nur auf einer Seite zu bleiben. Daher ist es wichtig, regelmäßig zu prüfen, ob du dich noch in Balance befindest: also weder zu viel noch zu wenig von einer Sache hast.

Es kann zum Beispiel sein, dass du dich gerade nach Ruhe sehnst. Aber immer ohne Spannung zu sein, bedeutet jedoch, dass du stillstehst. Und im Stillstand fehlt dir Lebendigkeit.

Also schwingst du auf dem Seil wieder zum anderen Pol hinüber.

- Ruhe

  Ich brauche mal eine Pause.

  Ich möchte gerade lieber alleine sein.

  Ich möchte die Stille genießen.

- Energie

  Ich möchte etwas erleben.

  Ich möchte mich mit Menschen austauschen.

  Ich will das Leben feiern.

- Leichtigkeit

  Ich möchte mir Zeit nehmen, mich treiben zu lassen und einfach mal ganz ohne Erwartung an mich sein.

- Produktivität

  Ich will wirksam sein und ins Handeln kommen.

  Ich möchte meine Ziele anpacken.

- innere Einkehr

  Ich brauche Rückzug, um mit mir selbst ins Reine zu kommen.

  Ich möchte mir Zeit für Selbstwertschätzung geben.

  Ich möchte mir selbst etwas Gutes tun.

- Kontakt

  Ich sehne mich nach einem klärenden Gespräch, um mich zu zeigen.

  Ich möchte Liebe geben und Intimität leben.

  Ich brauche eine Umarmung.

Deckmantel Angst

Was manchmal als Angst daherkommt, ist in Wahrheit ein noch darunter liegendes Gefühl.

Die Angst ist ganz heldenhaft jederzeit dazu bereit, als Stellvertreter-Gefühl herzuhalten, wenn das tatsächliche Gefühl zu bedrohlich oder unangenehm ist. So hat es beispielsweise bei mir sehr lange gedauert, bis ich mir Wut eingestehen konnte. Es passte nicht in mein Weltbild eines „lieben Menschen", jemandem „böse" zu sein und diese Wut dann angemessen auszudrücken. Stattdessen bekam ich in solchen Situationen Ängste. Auch Traurigkeit oder Selbstzweifel verstecken sich manchmal hinter der Angst.

- *Ich möchte in den Arm genommen werden.*
- *Ich möchte Verständnis für mich und meine Situation.*
- *Ich brauche Wertschätzung für das, was ich bin oder tue.*
- *Ich brauche Sicherheit.*
- *Ich sehne mich nach Abwechslung.*
- *Ich möchte vertrauen können.*
- *Ich möchte beschützt sein.*
- *Ich brauche Geborgenheit und Anteilnahme.*
- *Ich brauche Unterstützung und Ermutigung.*

Ich war gerade erst aus dem Bett in den Tag gepurzelt, als meine Freundin anrief und ihren Besuch ankündigte. Sie hatte etwas Wichtiges auf dem Herzen, das sie mir unbedingt erzählen musste.

Da sie nur zwei Querstraßen von mir entfernt wohnte, klingelte es kurz darauf schon an der Tür. Ich hatte keine Zeit gehabt zu frühstücken und mir nur behelfsweise etwas Wasser ins Gesicht gespritzt. Dann saßen wir auf meiner Couch und ich war voll und ganz für sie da. Wir beleuchteten ihr Problem von allen Seiten, die Zeit flog dahin.

Ein flaues Gefühl machte sich leise in meinem Bauch bemerkbar, das mir Hunger und drohende Energielosigkeit ankündigte. Ich ignorierte es schlichtweg. Als das Gespräch kein Ende nahm, bemerkte ich, wie Angst in mir hochkroch. Es pikste hie und da, mir wurde seltsam beklommen zumute und ich konnte mich nur noch schwer auf die Worte meiner Freundin konzentrieren. Dennoch versuchte ich weiterhin, die unangenehmen Gefühle wegzuschieben. Was mir natürlich immer weniger gelang.

Schlussendlich wurde mir „urplötzlich" so schlecht, dass ich ins Bad stürzen musste und mich weinend vor der Kloschüssel wiederfand, in die ich mich soeben übergeben hatte. Ich zitterte am ganzen Körper und verfluchte mein Leben und meine Angststörung.

Heute weiß ich, dass meine Angst dreimal an meine Tür geklopft und versucht hatte, mir Folgendes zu verstehen zu geben:

Achte gut auf dich! Du möchtest in Ruhe frühstücken! Stell die Bedürfnisse deiner Freundin nicht über deine eigenen! Jetzt ist genug.

Lass uns reden

Um die Botschaft deiner Ängste zu verstehen, kannst du es dir auch zur Gewohnheit machen, liebevolle Gespräche mit dir selbst zu führen. Sei für dich da, indem du erst einmal einfach nur deinen Gefühlen zuhörst und dabei herauszufinden versuchst, was eigentlich los ist. In diesem Moment ist es nicht wichtig, sofort eine Lösung zu finden. Wenn du deiner Angst sagst: „Was muss ich tun, damit du endlich abhaust?“, wird sie wohl kaum freundlich einen Knicks vor dir machen und verduften. Vielmehr ruft dein Widerstand gegen diesen Teil von dir nur eine Verhärtung hervor. Wogegen du ankämpfst, das vergrößert sich!

Liebevolle Selbstannahme ist jetzt das Wichtigste. Das bedeutet, das anzuerkennen, was gerade ist. Wenn du magst, kannst du diesen Dialog auch aufschreiben. Das hilft, langsamer und klarer zu denken, und gibt dir mehr Zeit, genau in dich hineinzufühlen.

In wenigen Tagen will ich in den Flieger steigen und in den Nahen Osten reisen. Anstatt mich zu freuen, habe ich das Gefühl, durchzudrehen. Ein sorgenvoller Gedanke löst den anderen ab. Diese Anspannung macht mich fertig. Ich entschließe mich, innezuhalten und mir Zeit zu nehmen, für einen liebevollen Dialog mit meinen Gefühlen.

Hey, Angst, da bist du ja wieder.

Jahaaa! Ich hab solche Angst, ich bin mega gestresst.

Wo genau spürst du diesen Stress? Wo im Körper macht er sich bemerkbar?

Es drückt so komisch im Bauch und meine Beine wollen am liebsten zappeln wie verrückt!

Gut, dann zappel doch mal mit den Beinen, zeig mir, was in dir steckt, lass alles raus!

Ich fange daraufhin an, mit den Beinen auf und nieder zu wippen. Dabei merke ich, wie Wut und Trotz frei werden. Also steigere ich das Zappeln noch und stampfe auf. Mir ist auf einmal so zum Heulen zumute.

Was ist da gerade los?

Ich könnte weinen, ich tu mir selbst so leid.

Das ist okay, du darfst weinen. Ich bin hier bei dir, ich bin für dich da.

Ich umarme mich selbst und wiege mich sanft hin und her. Dann schluchze und schniefe ich. Ich gehe sanft und nachsichtig mit mir um.

Das ist es, was ich gerade brauche. Ich gebe mir Zeit zum Weinen.

Magst du mir sagen, was in dir vorgeht?

Ja. Ich hab solche Angst vor der Reise, ich weiß gar nicht, ob ich das alles schaffen werde. Ich fühl mich so klein und überfordert. Ich möchte am liebsten zu Hause bleiben.

Und dich unter der Bettdecke verkriechen?

Ja, ich will überhaupt nichts unternehmen.

Du möchtest rein gar nichts erleben?

Doch, aber nicht so viel! Und nicht alles auf einmal! Und nur, wenn ich auch gerade Lust darauf hab!

Brauchst du die Sicherheit, zu wissen, dass du jederzeit frei bist zu tun, was du willst?

Bin ich das denn?

Ja, ich werde darauf achten, nur das zu tun, was sich gut anfühlt.

Ganz wirklich?

Ja, ich verspreche, dass ich gut auf mich achtgeben werde. Wenn mir etwas zu viel wird, werde ich Pausen machen und ich werde gut für mich sorgen.

Lass gut sein

Im vorangegangenen Kapitel habe ich dir Methoden an die Hand gegeben, die dir im Umgang mit Angstgefühlen helfen, diese besser zu ertragen.

Das gelingt dir insbesondere dadurch, dass du deinen Fokus verschiebst und dich in der jeweiligen Situation auf erleichternde Lösungen konzentrierst. Denn wenn du beispielsweise in Bewegung kommst, baust du Adrenalin ab; wenn du deine Angst in Worten oder tanzend ausdrückst, gibst du ihr ein Ventil; wenn du die dahinterliegenden Bedürfnisse erforschst und erfüllst, entziehst du der Angst ihren momentanen Grund.

Alle Strategien folgen daher im Grunde dem Prinzip: „Du hast Angst. Also mache dieses oder jenes, dann wird deine Angst wieder nachlassen." Dieser Wunsch, unangenehme Gefühle möglichst schnell wieder loszuwerden, ist nur natürlich und steckt in jedem von uns. All die Strategien können dir aber nicht das Versprechen geben, dass du die Angst „loswirst". Im Gegenteil, du kannst zwar besser mit deinen Ängsten umgehen, aber sie kommen trotzdem immer wieder.

Die beschriebenen Methoden erleichtern allenfalls den Umgang mit ihnen. Sie sind kein Garant dafür, dass Ängste per se aus deinem Leben verschwinden. Und sollten sie das wirklich?

Ängste zu haben ist etwas zutiefst Menschliches. Alle haben Ängste. „Gesunde" Menschen verstehen es nur besser, ihre Ängste nicht übergroß werden zu lassen, ihnen weniger Aufmerksamkeit zu geben. Ob das immer so sinnvoll ist, sei dahingestellt. Ängste kennenzulernen und immer wieder neu zu bewältigen, lässt dich dein volles menschliches Potenzial entfalten. Sie zu teilen und bei Freunden Trost zu finden, macht dich nahbar und deine Beziehungen gewinnen an Reife und Tiefe.

Vor der Angst weglaufen

Wovor hast du eigentlich Angst? Du willst zu einem Konzert? Dich mit Freunden treffen? Auf diese gewisse Reise gehen? Aber du kannst nicht, weil du Angst hast. Ist es das, was du dir sagst?

Dass du bestimmte Dinge unterlässt (obwohl sie dich glücklich machen könnten!), weil du ja Angst hast? Oder weil da eben die Angst vor der Angst ist? Du bist dir sicher, du wirst gestresst sein und dich unwohl fühlen, also vermeidest du all diese Situationen. Was du dadurch allerdings zementierst, ist ein Weglaufen vor der Angst. Das ist sicherlich auch okay, und gerade wenn die Gefühle neu und überfordernd für dich sind, siehst du keine andere Alternative.

Doch vermutlich liest du dieses Buch nicht, weil du gleich nach deiner ersten Panikattacke das Problem bei der Wurzel packen wolltest und nun alle Ratgeber dazu konsultierst. Nein, du liest es, weil du die *wiederkehrende* Angst kennst. Weil du größere Pläne im Leben hast, als dich bis ans Ende deiner Tage vor dieser Angst zu verstecken. Du willst leben und dich nicht mehr so sehr einschränken lassen.

Daher ist dieses Kapitel für „Fortgeschrittene". Für die mutigen Angsthasen. In Wahrheit hindert dich nämlich nicht deine Angst, all diese Dinge zu tun, die du tun willst. Die Angst ist ganz unschuldig. Sie ist einfach nur da. Was dich wirklich hindert, ist dein Unwille, diese Angst auch zu spüren. Denn du hast Angst vor der Angst und du bist nicht bereit, sie wahrhaft und komplett zu fühlen. Zumindest bis jetzt noch nicht. Etwas in dir fürchtet sich wahrscheinlich, am Ende nicht stark genug zu sein. Dass du vielleicht wirklich vor lauter Angst sterben wirst. Mit diesem Glauben gibst du deiner Angst natürlich eine ziemliche Macht über dich!

Über kurz oder lang musst du dich der Aufgabe stellen, deiner Angst in die Augen zu sehen. Nicht weglaufen, nicht deckeln, nicht lindern wollen …, sondern einfach in der Situation mit diesen Gefühlen zu bleiben und sie in ihrer Gänze wahrzunehmen. Suche dir immer wieder Situationen, bei denen du weißt, dass du Angst bekommen wirst. Und dann geh da hindurch, trotz deines Unwohlseins.

Dabei ist es wichtig, dass du dein Ziel im Auge behältst und nicht abbrichst, wenn dir die Situation zu unangenehm wird. Wenn du dir nämlich sagst: „Okay, ich versuch's, aber wenn die Angst zu groß wird, höre ich auf.“, lässt du dir immer eine Fluchttür offen. Dadurch vermeidest du weiterhin die Konfrontation mit deinen Gefühlen. Trainiere vielmehr deine Bereitschaft, nicht wegzusehen. Mach dein Durchhalten nicht vom Grad der auftretenden Angst abhängig. Ein Ziel könnte sein, zehn Minuten in der angstmachenden Situation zu bleiben. Oder fünf Stationen mit der Straßenbahn zu fahren, ganz gleich, was kommt.

Meine eigene Angst ist oft nicht an konkrete Sachen gebunden. Sie tritt einfach immer dann auf, sobald ich in Stress gerate. Mein Ziel lautet daher, die Dinge, die ich mir vorgenommen habe, auch durchzuführen, egal, wie viel Angst auf einmal unmittelbar vor einem Theaterbesuch oder eben einer Reise plötzlich in mir hochkommt.

Im Auge des Sturms

Um deine Angst wahrhaft kennenzulernen, ist es wichtig, dass du dir mit liebevoller Haltung begegnest. Mach deine Gefühle nicht größer als sie tatsächlich sind. Drücke sie aber auch nicht weg oder rede sie klein. Steigere dich nicht in dramatische Gedanken hinein, sondern erkenne, dass deine Gedankenkreisel die Ängste nur größer werden lassen.

Leg deine Rüstung ab und lass den Kampf sein: All der Widerstand in dir gegen Ängste und Unangenehmes lässt dich nur noch mehr verkrampfen. Versuche nicht, auf Knopfdruck zu entspannen oder dich zu beruhigen, sondern lass das Gefühl der Angst einfach zu.

Stell dir vor, du bist eine Empfangsstation von Radiowellen: Alle Signale, die da kommen, nimmst du auf und einfach wahr. Aber übe dich im Nicht-Greifen: Lass deine Gedanken wie scheue Fische im Wasser sein, die an dir vorbeischwimmen und die sich nicht fangen lassen.

Nimm zwischendurch immer wieder einen tiefen Atemzug (» siehe Seite 106) und bleibe im Hier und Jetzt, indem du mit allen Sinnen auch wahrnimmst, was gerade um dich herum geschieht (» siehe Seite 89). Entspanne in dem Bewusstsein, dass du niemandem etwas beweisen musst und nichts zu leisten hast. Du darfst einfach nur sein. Deine Aufgabe ist es jetzt, ganz für dich da zu sein und dich deinen inneren Dämonen zu stellen.

Lies den folgenden meditativen Text als Hilfestellung, wenn du mit schwierigen Gefühlen konfrontiert bist. Er handelt von Angst, aber du kannst stellvertretend auch andere unangenehme Gefühle einsetzen.

Der Text kann dir helfen, dich zu öffnen, und somit näher an dich selbst heranzukommen. Verweile bei den Sätzen, die in dir besonders anklingen und wiederhole sie ein paar Mal für dich.

Zu guter Letzt noch eine sehr wichtige Sache: **Glaub an dich!** Mach dir bewusst, wie viele schwierige Situationen du schon in deinem Leben gemeistert hast. Bist du nicht jedes Mal ein bisschen daran gewachsen?

Auch dieser Moment birgt die Chance, dir wieder ein Stückchen näherzukommen und dich selbst besser kennenzulernen. Du hast deine Selbstliebe und Achtsamkeit verdient.

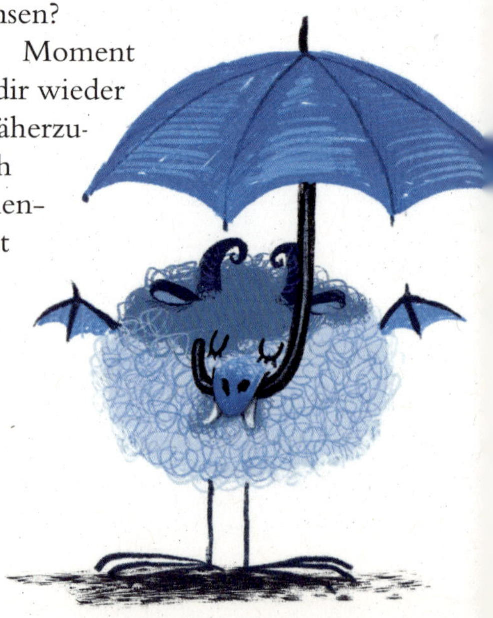

Ich habe Angst.

Okay, dann habe ich jetzt Angst.
Ich gebe mir jetzt die Zeit und die Erlaubnis, meine Angst zu spüren und ganz durch sie hindurchzugehen.

Wie fühlt sich meine Angst an? Wo spüre ich sie genau? Ich beobachte mich jetzt und meine Angst. Ich nehme die Dinge nun an, wie sie sind. Ich lasse sie so stehen, ohne sie zu bewerten.

Ich muss nichts beweisen. Du, Angst, du darfst sein. Gefühle kommen und gehen. Ich halte das aus.

Alles ist veränderlich, im Fluss. Auch das wird wieder vergehen. Ich akzeptiere meine Angst, sie darf da sein.
Ich bemerke ganz bewusst die feinen Nuancen, wie die Angst in mir an- und wieder abschwillt. Gefühle kommen in Wellen.

Ich bin in vollem Kontakt mit meiner Angst. Ich merke, wie es mich bedrückt, wie die Angst in mir schreit, ich fühle die Verzweiflung und ich akzeptiere die Ohnmacht.

Ich stelle mir einen wilden aufgeschäumten Ozean vor. Ich bin die Boje. Wind und Wellen rütteln an mir. Ich lasse mich ein. Ich blicke auf den Horizont. Er bleibt gerade, er bleibt still. In mir ist ein ruhiger, sicherer Kern. Meine Angst kann toben und wüten. Ich selbst bleibe unversehrt. Ich finde den Anker in mir.

Ich schaue meine Angst offen und klar an.

Ich bin neugierig, will meine Angst erforschen und ergründen. Alles darf sein.
Ich lasse die Angst durch mich hindurchfließen.
Ich kämpfe nicht mehr gegen dich an, du Angst!
Ich bin bereit, dich vollkommen zu fühlen.
Ich bleibe hier, ich stelle mich dieser Erfahrung.
Ich kann mich liebevoll annehmen mit meiner Angst. Ich kann dich liebevoll annehmen, du Angst.

Ich habe Mitgefühl. Ich lasse geschehen.
Ich bin lebendig. Also fühle ich. Ich halte mir die Ohren zu und lausche auf meinen eigenen Atem.
Ich spüre meine Angst und ich spüre mich.

Ich bin hier, bei mir. Ich bin da, vollkommen da.

Den Wolf zähmen

Das Gefühl, Angst zu haben, kenne ich in- und auswendig. Einen Großteil meines Lebens verbringe ich bereits mit diesem Hinkebein – die Angst begleitet mich fast tagtäglich, bei jeder kleinen Herausforderung und manchmal auch (wie es scheint) ganz ohne Anlass.

Sie ist mir über die Jahre so zu einer zweiten Haut geworden, dass ich mich fast an sie gewöhnt habe. Nur manchmal, wenn sie stärker wird oder länger anhält, werde ich zurückgeworfen in die Zustände aus der Zeit meiner Panikattacken.

Und das quält mich sehr, denn dann wird mir sehr deutlich bewusst, dass ich zwar längst wieder lebensfähig geworden bin, meinen Alltag also ohne Probleme „bewältigen“ kann, ich aber nach wie vor nicht sagen kann, dass ich meine Ängste „vollkommen überwunden“ habe.

Und damit meine ich nicht etwa die totale Angstfreiheit – denn Ängste zu haben, ist ja etwas zutiefst Menschliches –, sondern eine Befreiung von allerhand Symptomen, die mir das Leben schwer machen.

Die Tatsache, dass die Angst immer noch in meinem Leben rumgeistert, lässt in mir die Frage hochkommen, *wer* hier eigentlich *wen* festhält. Sicher, vor über einem Jahrzehnt überkam *mich* die Angst wie aus heiterem Himmel – und hielt mich fest gepackt, dass ich verschreckt und wie gelähmt war. Aber warum ist sie immer noch da? Hab ich mir etwa aus dem Schlamassel ein hübsches Kleidchen zurecht gestrickt, das mir wie angegossen passt? Halte *ich* am Ende mittlerweile selbst an meiner Angst fest, weil sie mir so vertraut geworden ist? Hat sich meine ganze Identität inzwischen darum gebildet, ein angstgestörter Mensch zu sein?

Dieses Selbstbild als eine Person voller Ängste lebe ich nicht unbedingt nach außen (auch wenn meine guten Freunde darum wissen), sondern viel mehr nach innen. Ich stehe mir sozusagen selbst im Weg.

Dennoch möchte ich lernen, mich nicht ausschließlich als ein schwaches, labiles, angstgestörtes Wesen zu begreifen. Ich möchte üben, mir mehr zuzutrauen. Und aufmerksam dafür zu sein, ob ich nicht gerade die Angst als Ausrede verwende, wenn es darum geht, neue Herausforderungen im Leben anzunehmen. So schmerzhaft Angst auch ist, so lebt es sich doch ganz gemütlich mit

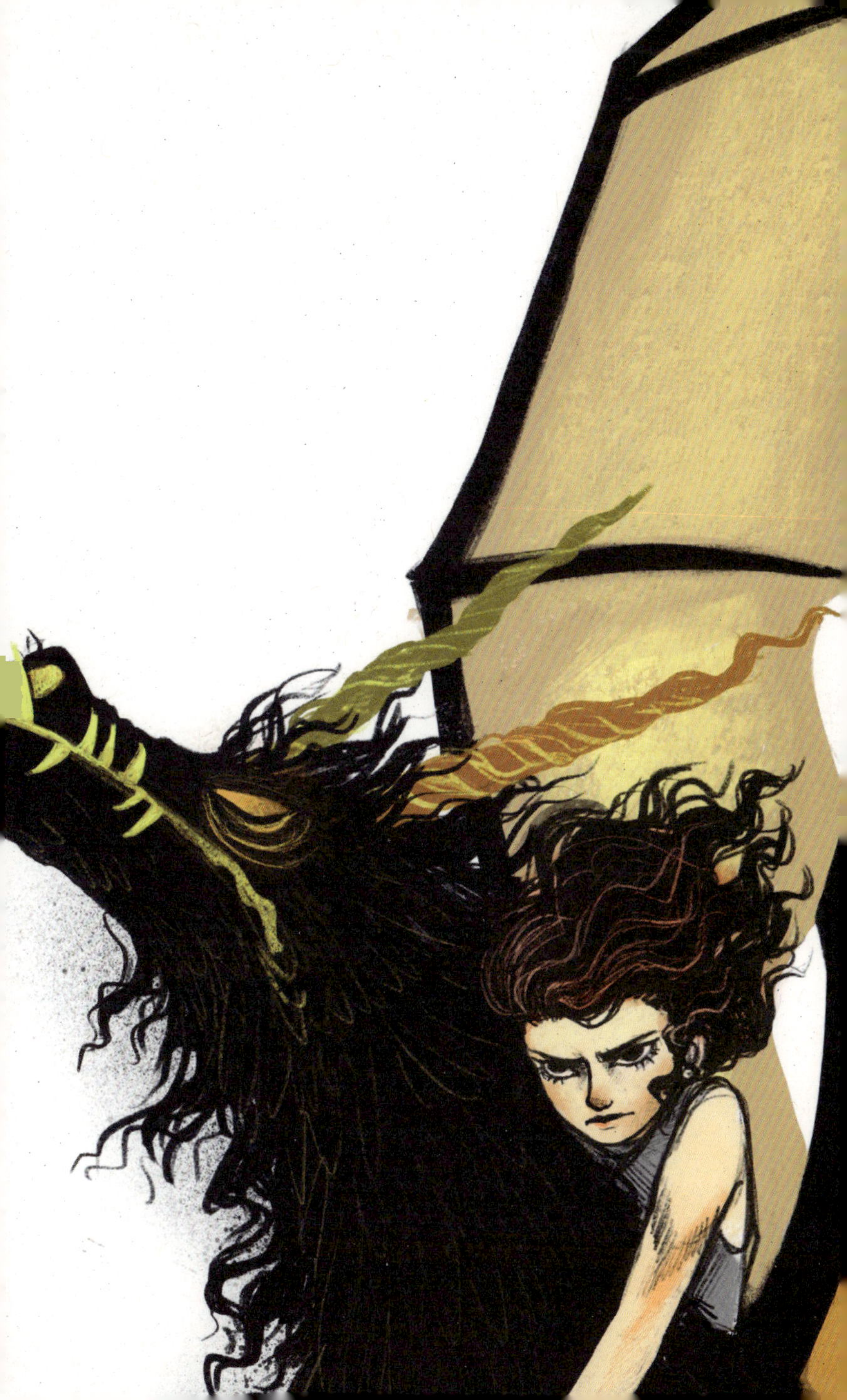

ihr. Schließlich hilft sie einem, sich in der eigenen Komfortzone einzuigeln und alles Streben nach Veränderung und Wachstum auszubremsen. Wenn du auf deine Angst hörst, lebst du weniger gefährlich! Aber am Ende lebst du womöglich farblos und ohne tiefe Freuden.

Vor diesem Hintergrund, dass ich niemand bin, der all seine Probleme überwunden hat, wird hoffentlich deutlich, dass dieses Buch auch kein *Ratgeber* im klassischen Sinne sein kann. Wie soll ich anderen aufhelfen, wenn ich selbst zuweilen noch am Boden bin? Was ich aber kann und worum ich sehr gut weiß, ist, mich in dich einzufühlen und dir Mut zu machen, nicht aufzugeben. Soweit bin ich in meinem eigenen Prozess schon gekommen, dass ich tief davon überzeugt bin, dass alles einen Sinn ergibt.

Ich habe dir von den Dingen erzählt, bei denen ich selbst erfahren habe, wie gut sie mir helfen. Ich kann dir weitergeben, was ich über all die Jahre meiner Angststörung für mich gelernt habe und mitnehmen konnte.

Nun bin ich allerdings an einem Kapitel dieses Buches angelangt, das viele meiner Baustellen eher offenbart, als dass es Lösungsmöglichkeiten aufzeigt. Ich halte es nämlich für sehr wesentlich, sich mit den Ursachen und tiefer liegenden Gründen auseinanderzusetzen, die eine jede Angst sicher hat. Auch hier spüre ich, wie viel Weisheit dazu in mir selbst zu finden ist. So, als gäbe es einen gelassenen lächelnden Kern in mir, der mit Geduld und Liebe all meine Schwankungen erträgt, wohlwissend, wohin das Schiff zu lenken ist. Im „echten Leben" aber – im Wachzustand außerhalb aller meditativen Weisheit – stolpere ich sehr gerne immer wieder über all meine Schlaglöcher. Ich stecke noch mittendrin in der Arbeit an mir selbst!

Und da man manchmal den Wald vor lauter Bäumen nicht sieht, soll dieses Kapitel dazu dienen, bestimmte Lebensbereiche unter die Lupe zu nehmen und die Baustellen herauszuarbeiten, die für viele Menschen wesentlich sind. Das ganze Leben ist ein Prozess. Etwas mit dem Kopf zu verstehen, ist mir immer leicht gefallen.

Diese Erkenntnisse aber in das eigene Sein zu integrieren, das geschieht nicht von heute auf morgen. Dazu ist kontinuierliche Arbeit nötig und ein Vorwärtskommen ist auch nur in kleinen Schritten möglich. Natürlich wäre es wunderbar, wenn die Angst und alles Unangenehme einfach nur verschwinden. Aber es gibt keine schnelle Lösung.

Es geht darum, die Ursachen zu erkennen und zu behandeln, also an der Wurzel des Übels anzusetzen und nicht nur kleine „kosmetische Eingriffe“ vorzunehmen. Denn wenn du den Fokus auf rein äußerliche Veränderungen setzt, dann werden diese keinen Langzeiteffekt haben.

Ich habe festgestellt, dass ähnliche Probleme und Herausforderungen immer wieder auf mich zukommen: Nicht, als ob das Leben im Kreis, sondern vielmehr in einer Spirale verläuft – weil ich bei jeder Wiederholung ein Stückchen mehr lernen kann. Wichtig ist mir auch die Erkenntnis, dass Probleme nicht linear zu bewältigen sind.

Das Reifen braucht zum einen Zeit. Zum anderen folgt es aber auch oft der Logik „Zwei Schritte vor, einen Schritt zurück.“ Rückschläge dienen dabei der erneuten Reflexion!

Und immer, wenn du vorankommst, bedeutet das auch, dass sich etwas in deinem Leben verändert. Da aber gerade Veränderungen Angst auslösen, wirst du immer wieder mit scheinbar unerklärlichen Ängsten konfrontiert, die gerade dann auftauchen, wenn du dabei bist, etwas Neues zu beginnen. Die Ängste sind dann ein Zeichen deines Reifeprozesses und dürfen verständnisvoll begrüßt werden.

Baustellen angehen

Ich habe dieses Kapitel bewusst in Fragen zu formuliert, damit du die Antworten in dir selbst finden kannst. Diese Fragen kannst du zum Anlass nehmen, deine eigene Lebenssituation zu überprüfen und eigenständig zu schauen, ob dir einige Baustellen bekannt vorkommen.

Sage ich JA zum Leben?

Hast du Freude an dem, was du tust? Lässt du dich dazu inspirieren und anstecken, dein Leben mit Frohsinn zu füllen? Wie reagierst du, wenn neue Herausforderungen auf dich zukommen?

Gibst du eher deiner Angst und Unsicherheit Raum, oder gelingt es dir, dich auf eine neugierige Vorfreude zu konzentrieren? Bist du einverstanden damit, dass dein Leben ein Prozess ist und immer wieder Veränderung bedeutet? Kannst du akzeptieren, dass dein Leben kein starrer Zustand ist, sondern dass gute und schlechte Tage und Stimmungen wie Wellen kommen – und auch wieder gehen? Nimmst du aktiv am Leben teil oder sitzt du unsicher auf der Zuschauerbank, abwartend und zögernd? Ziehst du die Trägheit vor, wenn Dinge unbequem werden?

Wie sähe dein Leben in Fülle aus? Nimmst du dir genügend Zeit, dankbar zu sein und wertzuschätzen, welches Glück du hast?

Übungsmöglichkeit: Sage eine Woche lang JA zu (fast) allem, was auf dich zukommt. Überliste deinen inneren Schweinehund, der sich automatisch in dir regt und schaue einmal, was passiert, wenn du einverstanden bist mit allem, was dir das Leben an Aufgaben bietet.

Wenn du Unsicherheit oder Bequemlichkeit spürst (denn auch dahinter kann sich eine Angst vor Veränderung verstecken!), dann mach dir das Motto „Lass es mich versuchen" zu eigen und tue es trotzdem! Nimm die Möglichkeiten wahr, die sich dir eröffnen und sieh sie als Chance an, Erfahrungen zu sammeln und daran zu wachsen.

Gehe ich liebevoll mit mir um?

Ich stelle mir das Selbst gerne als einen kleinen Garten vor, der in meine Verantwortung übergeben wurde. Meine Aufgabe ist es, meinen inneren Garten zu hegen und pflegen.

Welche Samenkörner sähst du aus – das sind deine Gedanken der Selbstliebe – wässerst du sie regelmäßig, auf dass sie gut gedeihen können? Kümmerst du dich um wuchernde Dornenhecken, bevor sie allzu groß werden und alles andere verdrängen oder überschatten? Freundlich zu dir selbst zu sein, bedeutet, dir sowohl auf körperlicher als auch auf geistig-seelischer Ebene mit Wohlwollen zu begegnen und dich immer (wieder) gut um dich zu kümmern.

Wie sorgst du für dich, wenn du dir wehgetan hast oder es dir nicht gutgeht? Hast du Geduld mit dir? Zergehst du in Selbstverurteilungen und arbeitest damit gegen dich? Gehst du pfleglich mit deinem Körper um? Gibst du ihm genügend Nahrung, Schlaf und Bewegung? Kannst du zärtlich zu dir sein? Schaffst du dir eine Umgebung, in der deine Seele gut gedeihen kann?

Gönnst du dir Musik, ein gutes Buch, einen gemütlichen Schwatz mit Freunden und nimmst du dir Zeit, dir auf die Schulter zu klopfen, wenn etwas gut gelungen ist? Was bist du dir wert? Bist du im Hamsterrad gefangen? Machst du deine Selbstachtung von deiner Leistung oder Leistungsfähigkeit abhängig? Klammerst du dich an Menschen, die dir ständig signalisieren, dass du (angeblich) nicht gut genug bist? Verbiegst du dich für andere Menschen und tust alles Mögliche, nur, um ihnen zu gefallen?

Übungsmöglichkeit: Versuche immer wieder, dir das Leben – also wenigstens ein paar Momente am Tag! – genussvoll zu gestalten. So, als hättest du Geburtstag und wolltest dir als ein guter Freund eine Freude bereiten. Überlege dir, was du besonders genießt und was du gern hast – wofür bist du dankbar, am Leben zu sein und dies erleben zu können? Nimm dir heute (und morgen und übermorgen) Zeit dafür, das zu tun, was dich aufrichtig erfüllt.

Kann ich NEIN sagen?

Stehst du zu dir, deiner Person und deinen Bedürfnissen? Gelingt es dir, dich für das einzusetzen, was *dir* wichtig ist? Bist du in der Lage, rechtzeitig Grenzen zu setzen? Wenn dir zum Beispiel jemand zu nahe kommt, gerade zu viel von dir verlangt, sich unverhältnismäßig in deine Belange einmischen will? Knickst du um des „lieben Friedens" Willen ein, auch wenn du es eigentlich gar nicht möchtest? Kannst du dich von Personen lösen, die dir nicht guttun?
Kannst du dich freimachen von einem „Ich muss!" hin zu einem „Ich darf. Ich kann, wenn ich will."? Spürst du die Wut in dir, wenn dir Ungerechtigkeit widerfährt, und kannst du diese Wut und Enttäuschung auch konstruktiv ausdrücken?

Übernehme ich Verantwortung für mich?

In welchen Bereichen deines Lebens bist du im Grunde noch immer nicht erwachsen geworden? Hast du manchmal das Gefühl, dass du dich nach einem Zustand der Sorglosigkeit und Unbeschwertheit sehnst? Erwartest du im Grunde, dass andere für dich sorgen und sich ständig um dich kümmern?

Mit dem Erwachsenwerden kommt auch die Verantwortung auf uns zu, gut für uns selbst da zu sein und zuverlässig für uns einzustehen. Wir müssen lernen, eigene Entscheidungen zu fällen (dabei gilt: Keine Entscheidung ist auch eine Entscheidung! Du hast immer die Wahl.) und mit den Konsequenzen unseres Handelns zu leben. Fühlst du dich eigenständig und autonom? Nimmst du dein Leben in die Hand oder schaust du tatenlos zu, in der Hoffnung, dass die Dinge sich fügen werden?

Siehst du dich als Opfer deiner derzeitigen Situation oder spürst du die Gestaltungskraft, die du hast? Agierst du selbstständig als Autor deines Lebens oder reagierst du nur? Wie viel Zeit verbringst du mit Jammern und damit, dich zu beschweren? Inwiefern mischen sich deine Eltern noch in dein Leben ein?

Kann ich alleine sein?

Kommst du gut mit dir aus oder brauchst du immer jemanden um dich herum? Kannst du dir deine Zeit so gestalten, dass du Phasen hast, in denen du komplett für dich bist?

Wie viel Raum lässt du dir in deinem Leben für innere Einkehr und Rückzugsmöglichkeiten? Brauchst du immer eine Beschäftigung, musst immer etwas tun? Ist dir klar, dass eine ständige Ablenkung einer Art Flucht vor dir selbst gleichkommt?

Wenn du spürst, dass du Angst vor dem Alleinsein hast, solltest du versuchen herauszufinden, welchen Fragen in deinem Leben du vielleicht ausweichst und welchen Urängsten und Problemen du dich gerade nicht stellen willst. Nimm Zeiten der Einsamkeit als Möglichkeit zum Reflektieren wahr. Scheue dich nicht vor einer echten Begegnung mit dir selbst.

Übungsmöglichkeit: Halte Langeweile aus. Entscheide dich bewusst gegen den Fernseher, das Internet oder dein Handy und halte dir immer wieder einen kompletten Tag ohne durchgeplantes Programm frei.

Kenne ich meinen Schatten? Sehe ich mein Licht?

Kannst du dir deine eigenen Schwächen eingestehen und dich diesem deinen Schatten stellen? Wie gehst du mit den Seiten an dir um, die du nicht leiden kannst? Verurteilst du dich oder übst du dich in Verständnis? Kannst du zulassen, nicht perfekt zu sein?

Wie oft zeigst du dich deinen Freunden, so wie du wirklich bist – machst dich verletzlich, dafür aber auch nahbar und menschlich? Bist du oft überkritisch mit dir selbst und siehst nur das, was du für deine Fehler hältst? Traust du dich, auch deine Stärken anzuerkennen und zu ihnen zu stehen?

Wie bringst du Licht in diese Welt, wofür sind dir deine Freunde dankbar?

Was ist mein blinder Fleck?

Wenn du dir einen Augenblick Ruhe gönnst und in dich hineinschaust, wirst du an dein tiefes inneres Wissen gelangen und erfahren, wo deine aktuellen persönlichen Baustellen sind. Du hast immer schon eine Ahnung, welche Themen dir in deinem Leben Angst machen oder nach wie vor in dir rumoren.

Welchen Konflikten willst du gerade aus dem Weg gehen? Was ist gerade wirklich in dir los? Wo willst du lieber nicht hinschauen und warum? Hast du Kontakt zu deinem inneren Kern? Welche Aufgaben stehen gerade an, was ist zu tun?

Hör auf damit!

Ertappst du dich manchmal dabei, immer das Negative zu suchen? Erscheint dir das Leben einfach nur beschwerlich? Schaue einfach mal, was passiert, wenn du bewusst aufhörst zu jammern; dich also weniger auf deine (wiederkehrenden) Probleme konzentrierst und ein bereits ausführlich durchdachtes Thema nicht immer wieder von vorne durchkaust und überanalysierst.

Wenn du dich die ganze Zeit beschwerst, ist es, als würdest du deinen Zustand dadurch zementieren. Dein Fokus liegt dann auf diesem Problem, du identifizierst dich damit.

- Hör auf mit abwertenden Gedanken.

Ja, ein *Teil* von dir glaubt, du würdest das nicht schaffen und ein *Teil* von dir glaubt, du seist „nichts wert". Und wahrscheinlich glaubt ebenso ein *Teil* von dir, es sei peinlich oder kindisch, Angst zu haben. Doch gerade wer Angst hat, hat

Liebe bitter nötig. Rufe den anderen, weisen, liebevollen Teil in dir wach: Du *brauchst* jetzt deine bedingungslose Liebe, habe Mitgefühl mit dir, hab Verständnis, geh gut mit dir um.

- Hör auf, dich kleinzumachen.

Trau dir ruhig mehr zu und du wirst sehen, du bist zu viel mehr in der Lage, als du von dir glaubst. Du bist weder schwach noch hilflos!

- Hör auf zu kneifen!

Erfinde nicht immer neue Ausreden. So manövrierst du dich in die ewige Sonderrolle. Sag Ja zu dem, was kommt – versuch einfach immer wieder, am Leben teilzuhaben!

- Und vor allem: Hör auf, dich zu verurteilen,

falls du dich wieder einmal bei den oben genannten Verhaltensweisen erwischst. Du hast dich also abermals viel zu viel im Wehleid gesuhlt? Hast dir das Neue nicht zugetraut oder den Schwanz eingezogen und ein Vorhaben abgesagt? Okay, schade drum, aber weißt du was? Morgen gibt es erneut eine Chance!

- Hör auf damit, dir nur Vorwürfe zu machen

und dich schlecht zu fühlen, weil du deinen eigenen Anforderungen nicht genügt hast.

Jeder macht mal Mist. Es geht nicht immer voran, manchmal sogar einen Schritt zurück. Okay. Das registrierst du jetzt einfach und nimmst dir vor, es beim nächsten Mal anders zu machen. Punkt und gut. Die Sache ist gelaufen und nicht mehr zu ändern. Es ist richtig und wichtig, wenn du dich um deiner selbst willen ärgerst oder traurig darüber bist, wenn du wieder einen alten ungesunden Pfad eingeschlagen hast. Setze aber obendrauf nicht den Fehler, deswegen unbarmherzig mit dir umzugehen. Lass es gut sein.

Es gibt ein wunderschönes Mantra, das an einen Ausspruch angelehnt ist, der dem persischen Sufi-Mystiker Rumi zugeschrieben wird. *(Die Melodie kannst du auf meiner Website anhören! www.mondamo.de/karawane)* Es handelt davon, sich nicht mit dem zu beschäftigen, was schiefgelaufen ist, sondern immer wieder aufzustehen, nach vorne zu sehen und es erneut zu probieren:

Komm, komm, wer immer du bist
die Karawane schließt niemanden aus
Selbst wenn du deine Schwüre brachst,
vielleicht zehntausend Mal
komm, komm, noch mal!

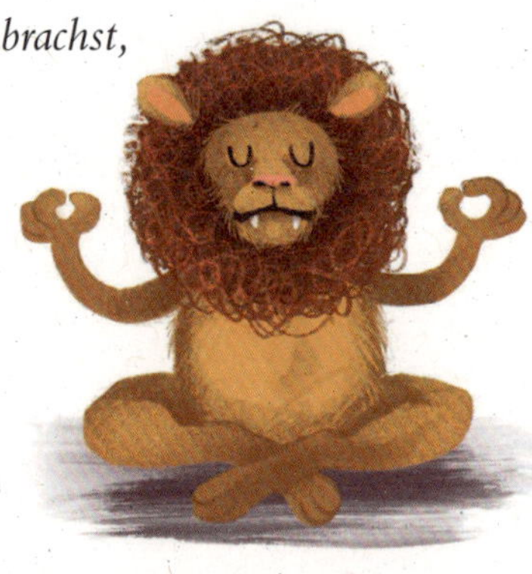

Kleine Körperkunde

Was auch immer die seelischen Ursachen für deine Ängste sind, mit einer ungünstigen Ernährungsweise und einem ständigen Bewegungsmangel riskierst du, deine Ängste unnötig zu verstärken.

In diesem Kapitel wird es etwas theoretischer als bisher. Ich bin aber davon überzeugt, dass ein fundiertes Verständnis über die Zusammenhänge der Körperfunktionen zu einem bewussteren und gesünderen Leben beiträgt. Und wie das enorme positive Auswirkungen auf die Stärke deiner Ängste haben kann, erkläre ich dir im Folgenden.

Ausgeglichene Energiezufuhr

Mit der Nahrung nehmen wir neben Nährstoffen wie Proteinen, Fetten, Vitaminen und Mineralien auch die nötige Energie zu uns, um unsere Körperfunktionen am Laufen zu halten.

Diese Energie zieht der Körper hauptsächlich aus **Kohlenhydraten**. Das sind Zuckerstoffe, die beim Verdauungsvorgang als Glukose oder Fructose vom Blut aufgenommen werden. Am gesündesten sind komplexe naturbelassene Kohlenhydrate (wie Getreide, Obst und Gemüse), die zudem Vitamine, Mineralstoffe und Ballaststoffe enthalten. Die komplexen Kohlenhydrate muss der Körper erst aufspalten. Das ist gut, denn so steigt (und sinkt) dein Blutzuckerspiegel nur langsam.

Einfache Kohlenhydrate hingegen (beispielsweise in Fabrikzucker, Süßigkeiten und weißem Mehl) gehen schnell ins Blut über. Das bedeutet einen enormen Energiestoß für deine Bauchspeicheldrüse, die daraufhin vermehrt Insulin produziert. **Insulin** ist dafür zuständig, dass der Zucker in deinem Blut zu den Zellen transportiert wird. Zuckerüberschüsse werden in der Leber gespeichert. Sobald du etwas Süßes isst, steigt also die Insulinproduktion an, was zur Folge hat, dass der Zucker im Körper recht schnell wieder aufgebraucht ist und der Blutzuckerspiegel wieder rasch absinkt.

Wenn allerdings der Blutzuckerspiegel schnell abnimmt, schlägt das Gehirn – deine Schaltzentrale – unverzüglich Alarm, da es glaubt, dass ein Zuckermangel vorliegt. Denn Zucker ist sozusagen der Treibstoff für alle Körperfunktionen. Das Gehirn sendet die Info: „Schnell zur Leber und die Zuckerreserven rauslassen, damit der Körper weiterhin funktionsfähig bleibt!“

Der Schlüssel zur Leber allerdings ist ein ganz besonderer Botenstoff: das Adrenalin. Nur, wenn die Nebennierenrinde Adrenalin ausschüttet, kann der Körper an die Energiereserven in der Leber gelangen.

Adrenalin ist ein Hormon, das der Körper in Gefahrensituationen ausschüttet. Dein Körper schaltet für kurze Zeit auf „Superpower", um schnell und effektiv reagieren zu können:

Deine Aufmerksamkeit ist gesteigert, du bist wach und dein Gehirn sucht mit Hochleistung nach Problemlösungen. Deine Muskeln spannen sich an, um schnell reaktionsfähig zu sein. Deine Bronchien erweitern sich für eine bessere Atmung und dein Stoffwechsel wird angekurbelt.

Alles, was nicht überlebensnotwendig ist, wird heruntergefahren: Der Speichelfluss, die Verdauung und selbst der Drang, zur Toilette gehen zu müssen, werden unterdrückt. Daher stammt auch die Redewendung „Schiss haben", denn wer unter Ängsten leidet, spürt das auch an Durchfall oder Verstopfung, denn der Verdauung wird keine Priorität eingeräumt. Dein Körper steht in voller Bereitschaft.

Dieser kraftvolle Moment kann sich aber gegen dich auswirken, wenn die freigesetzte Energie gar nicht zum Problemlösen angewandt wird. Dann spürst du, wie dein Körper in Wallung gerät und das macht dir Angst:

Du hast Herzklopfen und Schweißausbrüche, leidest unter nervösem Zittern oder Atembeklemmung. Denn deine zur verbesserten Atmung weit gestellte Lunge füllt sich mit Luft und drückt von innen gegen die gleichzeitig angespannte Brustmuskulatur. Auch innere Unruhe und Gefühle der Unwirklichkeit sind Symptome der Ausschüttung des Stresshormons Adrenalin.

Vielleicht kannst du dir also beim nächsten Mal sagen, wenn dich die Angst wieder gepackt hält, dass die Empfindungen, die du gerade spürst, eine ganz normale körperliche Reaktion deines Körpers sind. Nicht weil etwas nicht mit dir stimmt, spürst du diese ganzen Symptome, sondern weil dein Körper in den „Gefahrenmodus" geraten ist und nun alle Kräfte mobilisiert, einem Problem zu begegnen.

Ein Zeichen deiner Angststörung ist es nun obendrein, dass Adrenalin in Situationen ausgeschüttet wird, in denen eigentlich gar keine Gefahr besteht. Es ist nicht möglich, Angst zu haben, ohne dass der Körper entsprechend reagiert ... aber es ist möglich, Adrenalin durch den Körper fließen zu lassen, ohne Angst zu haben.

Für gewöhnlich erstarrst du vor Schreck und vermeidest tunlichst, in Aktion zu treten. Das ist aber total kontraproduktiv. Denn nur, indem du dich bewegst, kannst du Adrenalin schnell wieder abbauen (» siehe Seite 155).

Eine **zu schnelle Senkung des Blutzuckerspiegels** kann also zu Körperempfindungen führen, die du mit deiner Angst verbindest und die dadurch eine Angstreaktion in dir auslösen.

Wenn du schon über einen längeren Zeitraum nervös und angespannt bist, ist deine Bauchspeicheldrüse womöglich überproduktiv und schüttet generell mehr Insulin aus, als dein Körper gerade braucht. Das führt nicht nur dazu, dass die verfügbare Glukose im Körper schnell aufgebraucht ist und der Blutzuckerspiegel sinkt, sondern auch dazu, dass der Magen stimuliert wird, mehr Verdauungssäfte zu produzieren. Dann ist dein Magen übersäuert und du bekommst vielleicht Sodbrennen. Dadurch kann dein Magen nur noch unzureichend Kalzium aufnehmen. Ein niedriger Kalziumspiegel wiederum führt zu einer Übersensibilität und Reizbarkeit der Nerven.

Fazit

Wird dir gerade klar, wie wichtig eine gesunde und regelmäßige Ernährungsweise ist? Diesem beschriebenen Teufelskreis kannst du ganz einfach begegnen, indem du dafür sorgst, dass dein Blutzuckerspiegel keine großen Schwankungen erfährt.

Folgende **Tipps** möchte ich dir daher nahelegen:

- Hör auf deinen Körper und dein Hungergefühl.

  Iss regelmäßig – am besten zu festen Uhrzeiten und lass möglichst keine Mahlzeit aus.

- Weniger Süßes

  Reduziere radikal deinen Konsum von Süßigkeiten und Kuchen. Greife lieber zu Nüssen und etwas Obst, wenn dich der Heißhunger überkommt. Ideen für kleine Zwischenmahlzeiten findest du beim „Reiseproviant" (» siehe Seite 45).

- Bevorzuge Vollkornprodukte und viel Gemüse.
- Trinke ausreichend Wasser oder ungesüßten Tee.

Die Sprache des Körpers

Vielleicht kommt dir das auch bekannt vor:

Meine Standardreaktion bei einer Panikattacke war meistens, dass ich mich ins Bett verkroch und hoch alarmiert auf jede Regung in meinem Körper lauschte. Ich wurde schier wahnsinnig bei den ganzen Symptomen, verzweifelt überzeugt, dass ich mir ernsthaft Sorgen um meine Gesundheit machen muss.

Du suchst vielleicht nach organischen Ursachen für deine Beschwerden. Tatsächlich sind diese Symptome aber ein Resultat eines ständigen Wechselspiels von Angst und körperlicher Reaktion. Und daraus resultiert die Angstreaktion, denn Körper und Psyche bedingen sich gegenseitig.

Du bist kein Roboter, der einfach nur wie geschmiert funktionieren soll. Das Herz zum Beispiel wird nicht umsonst als Sitz der Gefühle bezeichnet. Es reagiert sehr sensibel auf deine Stimmungen und kann sprichwörtlich „in die Hose rutschen", „einen Satz machen" oder „aus dem Takt kommen". Genauso können dir deine Probleme „auf den Magen schlagen", dir den „Atem nehmen" oder „im Nacken sitzen".

Dein Körper kann sehr kreativ werden und mal das eine, mal das andere Leidensbild zeigen. All deine Symptome sind Ausdruck eines seelischen Ungleichgewichts.

Welche Themen das sein können, habe ich im vorherigen Kapitel näher beschrieben. Vergiss nie, dass dein Körper dein Freund ist. Er ist absolut am Leben interessiert, so wie er dich lebendig hält! Schau, was er die ganze Zeit leistet, was alles gut funktioniert und worüber du dir keine Gedanken machen musst.

Aus **Angst vor körperlicher Überlastung** oder den Gefühlen, die mit einem in Schwung kommenden Körper einhergehen können, machen viele den Fehler, sich wenig oder gar nicht mehr zu bewegen. Und dadurch setzt du einen Teufelskreis in Gang, der den Hang zu Ängsten noch verstärkt! Denn diese ständige Schonhaltung führt zu Verspannungen und geringerer Kondition. So wird für dich dann plötzlich Treppensteigen zur Qual, weil du deinen hohen Puls als unangenehm und bedrohlich empfindest.

Verspannungen.

Ein simples Wort mit so weitreichenden Konsequenzen. Hast du schon einmal versucht, ein Buch mit ausgestreckten Armen für einige Zeit zu halten? Wie schnell schmerzen dir Arme und Nacken!

Nun stell dir vor, was eine dauerhafte innerliche Anspannung für verkrampfende Wirkungen auf deinen Körper haben muss. Spüre in deinen Körper hinein, wo du überall Anspannung fühlst. Beißt du die Zähne aufeinander? Sind deine Arme und Beine wie unter Strom? Bemerkst du einen Druck im Bauch? Ein Ziehen im Nacken oder Rücken? Die Folgen der Verspannungen gleichen zahlreichen Krankheitssymptomen. So ist es kein Wunder, wenn du dadurch verunsichert bist.

Die verspannten Regionen zwicken, schmerzen und ziepen. Diese Schmerzen können in benachbarte Bereiche ausstrahlen. Dann hast du vielleicht Angst, dass mit deinen Organen etwas nicht stimmt.

Die angespannten Muskeln verengen die Blutgefäße. Eine schlechte Durchblutung der Muskeln führt wiederum dazu, dass Stoffwechselprodukte wie zum Beispiel Milchsäure nicht richtig abgebaut werden können. Dann schmerzt die übersäuerte Muskulatur.

Neben Blut fließt in unserem Körper auch **Lymphflüssigkeit**. Durch sie werden tote Zellen, Schadstoffe und Abfallprodukte des Zellstoffwechsels transportiert – sie dient sozusagen der Körperreinigung. Besonders gut funktioniert das

Lymphsystem, wenn du dich bewegst. Der Druck und Rhythmus der aktiven Muskeln wirkt wie eine Pumpe. Verspannte Muskeln hingegen behindern das Lymphsystem beim Abbau von Giftstoffen aus den Muskeln. Die verbleibenden Stoffe verursachen Schmerzen, Ziehen und Steifheit.

Neben den Muskeln verspannen sich auch die **Verdauungsorgane**.

Eine angespannte Speiseröhre führt zu einem Kloßgefühl im Hals; eine verkrampfte Magenmuskulatur zeigt sich durch Bauchweh und Übelkeit („Mir ist zum Kotzen.").
Durch die Anspannung atmest du flach und falsch (» siehe Seite 106). Dadurch verschluckst du möglicherweise Luft, die sich im oberen Bereich deines Magens sammelt, was sich in Form von Magendrücken bemerkbar macht. Luft im Bauch kann übrigens am besten entweichen, wenn du auf der linken Seite liegst und deinen Oberkörper leicht anhebst.

Eine sehr häufige Angst ist es, ohnmächtig zu werden. Du fühlst dich benommen und leidest unter **Schwindel**. Du hast vielleicht Sorge, dass etwas mit deinem Kreislauf nicht stimmt. Eine häufige Ursache für Schwindelgefühle sind allerdings starke Schulter- und Nackenverspannungen.

Eine dauerhafte Anspannung in den Beinen und Knien kann zudem zu Gangunsicherheiten führen und dadurch ebenso Schwindelgefühle auslösen.

Durch die ständige Anspannung fühlst du dich müde, erschöpft und energielos.

Gönn dir Bewegung!

Ein aufgezwungenes Ruhigstellen verstärkt diese Symptome. Du hast Angst, dich zu bewegen, traust dir gerade jetzt nicht zu, rauszugehen.

Aber die Anspannung löst sich am besten durch Bewegung! Schüttle deine Arme und Beine aus, komm in Schwung und lass zu, dass deine innere Nervosität abgeführt werden kann.

Auch wenn du dich gerade vollkommen kraftlos fühlst, solltest du dich bewegen. So paradox es klingen mag, nur so kommst du aus dem Teufelskreis raus und überwindest deine ständige Gelähmtheit.

Wenn du regelmäßig Ausdauersport machst, hat das immense Auswirkungen auf dein Körperwohlsein. Körperliche Bewegung und Fitness reduzieren deine generelle Angst. Diese enorm positive Wirkung ist vielen in ihrem Ausmaß so nicht klar.

Wunderwirkungen von Ausdauersport

Durch Bewegung wird überschüssige Energie rausgelassen und Adrenalin abgebaut.

Anspannungen lösen sich.
Deine Muskeln werden gedehnt
und sind danach entspannt.

Dein Körper wird besser durchblutet.

Du erholst dich schneller nach Belastungen.

Du wirst generell stärker und gesünder.

Dein Selbstbewusstsein wird gestärkt.
Du lernst deinen Körper besser kennen und einzuschätzen. Du kannst deinem Körper mehr vertrauen und spürst die Kraft, die in dir steckt!

Bewegung an der frischen Luft
wirkt sich positiv aufs Gemüt aus.

Wenn du lange nicht mehr (oder noch nie) sportlich aktiv warst, solltest du langsam starten. **Entscheide und verpflichte dich jede Woche neu für ein „bewegtes Leben".**

Es ist wichtig, regelmäßig deine Ausdauer zu trainieren. Wenig ratsam ist es hingegen, dich nur hin und wieder zu intensiven Hochleistungen zu motivieren. Am einfachsten und gesündesten ist es immer noch, einfach täglich einen schnellen Spaziergang zu machen.

Der Weg zur Gesundheit ist der Fußweg, heißt es. 45 Minuten, fünf Kilometer – das sollte ein Richtwert sein. Die Hauptsache ist, dass dir dabei warm wird. Spüre die Kraft, die in dir steckt. Lass deinen Körper lebendig werden und erfülle ihm seinen natürlichen Wunsch nach Bewegung.

Dass sportliche Aktivität ein wahrer Stimmungsaufheller ist, erkenne ich bei mir immer spätestens nach der Hälfte meines Spaziergangs:

Dann fange ich auf einmal an, leise vor mich hin zu singen und ein tiefes Einverstandensein mit meinem Leben zu spüren. Mein Kopf wird so frei, dass ich meine Umgebung viel klarer und neugieriger wahrnehme. Dann ist auf einmal die Welt ganz freundlich gestimmt und mir so wunderbar leicht zumute.

Fazit

Um es noch einmal **ganz deutlich** zu machen:

Bewegung ist das wichtigste Hilfsmittel für ein Leben mit weniger Angst. Regelmäßige Aktivität hilft dir, dich aus deiner Erstarrtheit zu lösen.

In Bewegung kommen heißt, ins Fließen zu kommen und wieder am Leben teilzunehmen.

Du merkst, wie du deine Lebenskraft zurückeroberst, weil du es verantwortungsvoll und ganz bewusst in deine eigene Hand nimmst.

Läuft. Rückwärts und bergab. Aber läuft.

Mein Reiseplan war bis zur Perfektion durchgetüftelt: Ich würde von Norddeutschland nach München, von da mit dem Nachtzug nach Zagreb fahren, mir dort einen gebuchten Mietwagen abholen, zwei Nächte in einer Airbnb-Unterkunft bleiben und dann quer durchs Land an die kroatische Küste fahren, um für einen Monat einen entspannten Workaway-Job anzutreten.

Dann sollte es weiter nach Slowenien gehen – ebenfalls für einen Monat – und anschließend standen Bayern, Baden-Württemberg und die Schweiz auf dem Plan. Die Züge waren schon gebucht, die Mietwagen reserviert, die Unterkünfte und Jobgelegenheiten geklärt. Sogar Zelt samt Ausrüstung für den letzten Reiseabschnitt hatte ich an einen Freund in Stuttgart verschickt.

Das einzige, was bis zuletzt nicht aufkommen wollte, war die Freude für das bevorstehende Abenteuer. Ich nahm mir keine Zeit, wirklich in mich hineinzuhorchen. Eine Stimme in meinem Kopf behauptete: „Das ist jetzt so geplant, also muss das auch so stattfinden.“ Ganz nach dem Motto: „Die Suppe hast du dir selbst eingebrockt. Nun musst du sie auch auslöffeln.“

So begann die Qual schon am ersten Reisetag. Bis nach München schaffte ich es irgendwie. Nach vier Stunden Aufenthalt wollte ich dort in den Nachtzug steigen. Um die Zeit rumzukriegen, schlenderte ich durch die Altstadt, kaufte mir eine „Fleischpflanzerl-Semmel“ und kam ins Gespräch mit einem freundlichen Reisenden, der ebenfalls den Nachtzug gebucht hatte.

Auf einmal überfiel mich die erste Panikattacke seit Langem. Ich schaffte es noch, mich galant zu verabschieden, als wäre in mir nicht gerade Sturmflut angesagt worden. Doch sobald ich aus seinem Sichtfeld verschwunden war, brach ich förmlich auf der Treppe neben den Warteräumen zusammen, konnte nur noch heulen und mich an das Geländer klammern.

Ich wusste nicht, wie ich überhaupt einen Schritt weitergehen sollte. Eine unglaubliche Schwere überkam mich und es ist mir immer noch ein Rätsel, wie ich, nach einer halben Stunde auf der Treppe, die Kraft aufbringen konnte, mich zum Nachtzug zu schleppen. Alles in mir schrie:

„Ich will nicht! Ich kann nicht!“, doch ich dachte: „Ich muss!“ Der Liegewagen war vollgestopft mit Koffern und schnarchenden Männern. Ich war komplett am Ende, mir war speiübel und obendrein bekam ich noch Schüttelfrost.

Die folgenden Stunden im laut ratternden Zug ließ ich einfach über mich ergehen. In Zagreb nahm ich mir ein Taxi zu meiner Airbnb-Unterkunft. Kaum war ich allein in meinem Zimmer, ließ ich die tapfere Fassade von mir abfallen und weinte hemmungslos. Irgendwie hatte ich mir das alles anders vorgestellt.

Ein paar Tage später rappelte ich mich wieder zusammen und fuhr mit einem Leihwagen durchs kroatische Land nach Süden. Doch alles war für mich einfach nur kräftezehrend. Mein geplanter Arbeitseinsatz tat sein Übriges.

Denn der Ort, an dem ich nun den kommenden Monat bleiben sollte, bestand aus einer mit Brettern und Karton zusammengezimmerten Behausung. Trotz mehrerer Schichten Decken wurde mir nachts unglaublich kalt. Es gab kein fließendes Wasser und direkt nebenan lärmte von früh bis spät eine Steinbruch-Baustelle.

Niemand war da, mit dem ich reden konnte. Mein Gastgeber war zwar sehr freundlich, ließ mich aber abends mit einer Schrotflinte allein in dem Pappverschlag zurück und ging nach Hause zu seiner Familie. Um Einbrecher abzuschrecken, ließ er das Licht an und das Radio leise laufen.

Meine Nerven lagen blank und immer öfter ertappte ich mich mit Tränen in den Augen. Nach knapp zwei Wochen zog ich die Notbremse und buchte den Rückflug.

Nie war ich glücklicher gewesen, heimatlichen Boden unter meinen Füßen zu spüren und die altbekannte graue Winterlandschaft betrachten zu können. Ich war wieder zu Hause! Und wollte gerade nirgendwo anders sein.

Mein Reiseprojekt „Kroatien – Slowenien – Süddeutschland" war kläglich gescheitert und meine Aufgabe war es nun, zu reflektieren, was da eigentlich schiefgelaufen war.

Mir wurde bewusst, dass ich mir schlichtweg zu viel zugemutet hatte. Ein Vierteljahr abenteuerliches Herumreisen klang zwar spannend und wie aus dem Bilderbuch meiner toughen Freunde und Weltenbummler, *ich* jedoch war nicht dafür geschaffen. In Zukunft würde ich mir etwas suchen müssen, was meiner Schuhgröße entsprach, und auf diese Weise vielleicht eines Tages so viele Erfahrungen sammeln, dass ich auch längere Reisen auf mich nehmen kann.

Es ist wichtig, herauszufinden, welche ureigne Art des Reisens dir eigentlich entspricht. Dabei kann es durchaus vorkommen, dass du dich von ein paar Vorstellungen lösen musst, die mit deiner Realität und deinen Kapazitäten einfach nicht zusammenpassen.

Ich möchte dich ermutigen, deinen eigenen Weg zu finden und nur Reisen der Art zu unternehmen, die dir guttun und die dich nicht stressen.

Angst, zu versagen

Vielleicht stehst du gerade vor dem Antritt deiner Reise und fragst dich: „Was, wenn ich's nicht packe? Was, wenn mir alles zu viel wird? Wenn ich vor Ort feststelle, dass ich gar nicht mehr reisen will?"

Das ist doch super, dass diese Fragen in dir auftauchen. Es ist genau richtig, dass du dich mit ihnen beschäftigst. Fragen zu stellen bedeutet, dass du auf dem besten Weg bist, Antworten zu finden.

Du bist gerade dabei herausfinden, ob du fürs Reisen geschaffen bist. Dabei lernst du dich selbst ein Stückchen besser kennen. Das heißt, dass du offen für Entwicklung und nicht innerlich erstarrt und unlebendig bist. Versuche, Geduld mit dir zu haben und den Prozess und die Ungewissheit in dir freudig anzunehmen. Du findest gerade wieder ein bisschen mehr heraus, wer du eigentlich bist.

Wenn dich ein Rückschlag plagt oder dich die bloße Idee eines möglichen „Scheiterns" zurückhält, will ich dir folgende Dinge mit auf den Weg geben:

Du musst niemandem etwas beweisen.

Nun hast du nicht geschafft, was du dir so sehr gewünscht hast und fühlst dich vielleicht gerade als ein kompletter Versager.

Plagt dich die Frage, was die anderen nun von dir denken? Ist es dir peinlich einzugestehen, dass das, was du dir vorgenommen hast, in dieser Form für dich nicht durchführbar war? Mach nicht den Fehler, dich und deine Person mit dem zu verwechseln, was du tust oder eben nicht schaffst.

Du bist nicht deine Leistung. Wenn du dein Selbstwertgefühl von dem abhängig machst, was du erreichst, machst du dich selbst nur unglücklich. Dann empfindest du Erfolg als Aufwertung und setzt deinen Wert hinab, wenn du eine Aufgabe „nicht bestehst". Du existierst aber völlig unabhängig von deinem Schaffen.

Deine Freunde lieben dich nicht für das, was du tust, sondern für das, was du bist und wie du bist. Zeige ihnen offen, was in dir vorgeht und warum das mit der Reise nicht geklappt hat. Du wirst staunen, mit wie viel Verständnis sie dir begegnen werden.

Wenn du nun auf Reisen an deine Grenzen stößt, kannst du entweder an den trügerischen Anforderungen an dein Selbstbild festhalten und dir damit Aufgaben auferlegen, die dich überfordern. Oder du bist bereit, dieses Selbstbild deinem wahren Ich mehr anzupassen. Arbeite nicht gegen dich, sondern blicke liebevoll auf dich selbst. Erlaube dir, so zu sein, wie du bist und nicht, wie du gerne wärst.

Welches Bild entsteht in dir, wenn du dich als Weltenbummler siehst? Du stellst dir vielleicht einen selbstbewussten, starken Menschen vor, der weiß, was er will. Jemanden, der wahrhaft frei ist.

Aber bist du überhaupt frei, wenn du dich partout an etwas klammerst, das du dir vorgenommen hast? Nur aus Angst, dass sonst das schöne Bild von dir zerstört würde oder Risse bekommt? An etwas festzuhalten, was einem im Grunde nicht guttut: Wo ist denn da die Freiheit? Wahre Stärke ist doch, sich einem Zwang *nicht* zu beugen!

Lass das Wunschbild los, das dir nicht dient. Steh zu dir. Du brauchst keine Reise durchzustehen, nur um dir (oder irgendwem) etwas zu beweisen.

Mutig ist, überhaupt loszugehen.

Womöglich fragst du dich, ob du nicht schon vorher hättest wissen müssen, dass diese Reise nicht die beste Idee deines Lebens war. Ob es vielleicht klüger gewesen wäre, es gar nicht erst zu probieren? Hast du dich selbst nicht gut genug gekannt und einfach total überschätzt?

Ich behaupte, du hättest es nicht besser wissen können! Ja, da gab es sicher eine zweifelnde Stimme in dir und beim nächsten Mal wirst du bestimmt schon genauer hinhören können. Gleichzeitig gab es aber auch eine mutige Stimme in dir und die gehört genauso zu dir!

Ein Teil von dir ist durchaus kühn genug, solche Reisen zu unternehmen. Wie solltest du vorher ahnen, welche deiner Seiten unterwegs die Oberhand gewinnt? Du musstest diesen Weg antreten, um dich durch die Erfahrungen wieder ein Stück tiefer kennenzulernen.

Im Nachhinein wird dir einiges klarer erscheinen, aber das ist eben nur möglich, weil du den Prozess durchlebt hast. Sonst säßest du immer noch zu Hause und würdest dich mit der Frage quälen, wie es wohl geworden wäre.

Ein sinngemäßer Spruch, der mir in diesem Zusammenhang viel Halt gibt, stammt von Kierkegaard: „Leben wird vorwärts gelebt und rückwärts verstanden." (Das originale Zitat habe ich daher meinem Buch vorangestellt!)

Du hast allerhand Mut bewiesen, dass du überhaupt losgegangen bist! Dadurch hast du nämlich dein Leben in die Hand genommen und bist ein paar Schritte in die Richtung gegangen, die du dir für dein Leben wünschst. Die Tatsache, dass du dich ins Ungewisse getraut hast, ist viel wichtiger als die Frage, ob du auch angekommen oder geblieben bist. Die Reise ist zwar nicht so verlaufen, wie geplant – aber trotzdem bist du ja unterwegs gewesen. Und hast dabei unglaublich viel gelernt.

Was ich zum Beispiel durch meine doch so recht kurze Kroatienreise mitgenommen habe, könnte ein ganzes Buch füllen. Der Einblick in fremde Lebenswelten einer anderen Kultur war nur der geringste Gewinn.

Diese paar Tage waren so intensiv für mich. Ich musste ganz allein auf meinen Beinen stehen und das habe ich – trotz meiner Krise – unglaublich gut gemeistert. Ich habe Menschen kennengelernt, die mich mit ihrer Hilfsbereitschaft und Weltsicht berührt haben. Dadurch entstand in mir eine neue Perspektive auf mich und auf das Reisen im Ganzen. Meine Familie und Freunde waren über die weite Entfernung hinweg für mich da. Sie hörten mir geduldig zu, machten mir Mut und zeigten viel Verständnis.

Am wichtigsten ist vielleicht auch die Erfahrung gewesen, dass ich es geschafft habe, mich selbst aus einem Sumpf zu ziehen, zu erkennen, dass ich in der Lage bin, mich gut um mich zu kümmern, wenn es die Situation erfordert. Alles in allem kann ich mit Fug und Recht behaupten, dass diese Reise extrem wichtig für meine Entwicklung war und dass ich es in keinem Fall bereue, losgefahren zu sein.

Alles ist veränderlich.

Du könntest der Versuchung erliegen, beleidigt alle Schotten dichtzumachen und von nun an zu behaupten: „Nein, fürs Reisen bin ich nicht gemacht. So etwas schaffe ich einfach nicht."

Dass es dieses Mal nicht so geklappt hat, wie du es dir vorgestellt hast, ist nicht im Entferntesten ein Beweis dafür, dass du generell und für alle Zeiten reiseunfähig bist. Mache nicht den Fehler, von nun an für immer zu Hause bleiben zu wollen und dabei ein negatives Selbstbild von dir zu erschaffen.

Was passiert ist, ist: Du hast eine schlechte Erfahrung gemacht. Okay. Nun lass sie ruhen und verschiebe die Umsetzung deiner Träume auf einen späteren Zeitpunkt.

Gib dir selbst die Erlaubnis, wandelbar zu sein. Trau dir zu, dich weiterhin zu entfalten und dein Leben selbst zu gestalten.

Das, was momentan nicht geht, wird vielleicht eines Tages wieder möglich sein, denn nichts ist für immer in Stein gemeißelt. Verbau dir nach dieser Erfahrung nicht die Freiheit, dich zu entwickeln und zu wachsen, nur weil du (gefühlt) einen Rückschlag erlitten hast. Finde Frieden mit der Situation und konzentriere dich auf deinen Stolz, dass du es wenigstens versucht hast.

Du bist nämlich schon ein paar Schritte gegangen. Und auch wenn es jetzt nicht den Anschein hat, dass dies große Schritte waren, so sind sie doch für deinen späteren Weg nötig gewesen.

Schöner „scheitern“

Die Fehler, die du machst, die tun natürlich weh. Doch nur durch diesen Schmerz kannst du dich entwickeln. Nur, wenn du an deine Grenzen gehst, kannst du sie auch erweitern.

Die Wörter „Fehler“ und „scheitern“ sind meines Erachtens sowieso mit einer falschen Bedeutung belegt. Denn im Grunde gibt es keine Fehler, sondern nur Erfahrungen und Möglichkeiten zu lernen.

Beobachte einmal Kinder, wie sie mit unglaublicher Gelassenheit laufen lernen. Wie oft plumpsen sie hin und üben mit einer unendlichen Ausdauer, doch wieder aufzustehen. Wochenlang tarieren sie aus, wie es möglich ist, das Gleichgewicht zu halten. Wenn sie die Beine noch nicht richtig aufstellen, und noch nicht herausgefunden haben, wie sie die Muskeln so anspannen, dass sie stehen bleiben: Dann ist das kein Fehler! Nur durch diese ständigen Versuche und durch den kontinuierlichen Prozess des „Scheiterns“ und „Noch-einmal-Probierens“ können die Kleinen sich schließlich aufrecht auf zwei Beinen fortbewegen.

Diese Geduld haben wir alle in uns, denn genau auf diese Weise haben auch wir damals das Laufen erlernt. Wenn du eine Sache richtig gut beherrschen willst – sei es eine Sportart wie Surfen, einfach nur Auto fahren oder eben zu reisen – dann ist es sogar enorm wichtig, dass du im Lernprozess selbst „Fehler“ machst.

Beim Surfen beispielsweise musst du dich bewusst fallen lassen, um herauszufinden, wie du aus dem Wasser wieder auf das Surfbrett gelangst. In einem professionellen Fahrtraining begibst du dich mit Absicht zu schnell auf eine glatte Fahrbahn, um diesem „Fehler“ entgegenzusteuern.

Wenn nämlich alles glatt läuft, kannst du dich gar nicht verbessern. Dann befindest du dich eines Tages in einer heiklen Situation und kannst nicht angemessen reagieren, weil du es nie gelernt hast. Erst wenn du über einen „Fehler“ stolperst, hältst du inne und kannst dein Handeln oder deine Motivation hinterfragen. (Denn wenn uns etwas gelingt, nehmen wir uns selten die Zeit und fragen „Wie konnte das passieren?“)

Mit dieser Erkenntnis, dass ein „Scheitern“ immer auch einen Erfahrungsgewinn beinhaltet, kannst du vielleicht auch beginnen, deine „Fehler“ im Alltagsleben nicht als etwas Mangelhaftes zu empfinden, sondern als etwas zwingend Notwendiges anzuerkennen. Dann schimpfst du nicht mit dir selbst: „Wie konnte ich das nur tun? Was stelle ich mich doof an!“, sondern sagst dankbar: „Wieder was gelernt!“, und nimmst die Lektion zum Wachsen freudig an. Dadurch kannst du eine innere entspannte Haltung kultivieren.

Wenn du also das nächste Mal das Gefühl oder die Sorge hast zu versagen, dann nimm diesen Moment zum Anlass, in dich zu gehen. Aus diesem „Scheitern“ kann etwas Wunderbares erwachsen – wenn du es zulässt.

Danke

Ein Buch zu schreiben ist auch eine kleine Reise für sich. Lange Zeit spukte mir nur die Idee im Kopf herum, aber mein Wagemut ließ noch auf sich warten. Bis ich dann eines Tages einfach anfing.

Auf das erste Kapitel folgte die Suche nach einer Illustratorin (der es wunderbar gelang, die Angst zugleich als Dämon und gar als freundlichen Begleiter zu zeichnen!) - dann der Kontakt zu möglichen Lektoren. Für die Unterstützung und Begleitung bei der Entstehung meines Buches möchte ich vor allem Vera Weigelt, Mel Schmitt und Katharina Menzel danken. Euer Feedback und Zuspruch haben mir den nötigen Rückenwind gegeben, an dieses Projekt zu glauben.

Gleichzeitig freue ich mich auch über den Gegenwind, den mir manch lieber Mensch wohlmeinend entgegenbrachte. Durch kritisches Hinterfragen und eure offen geäußerten Zweifel konnte ich meine eigene Motivation ergründen und dadurch nur noch beherzter auf meinem Weg bleiben.

Heute habe ich begriffen, dass meine Sehnsucht nach Reisen eigentlich eine **Sehnsucht nach dem Leben** war. Denn das Leben mit meiner Angst bedeutete Stillstand, bewegungsloses Verharren und Abwarten. Ich musste lernen, dass ich es selbst in der Hand hatte, meine unglückliche Lage zu ändern, dass ich Gestaltungskraft habe und Verantwortung mir selbst gegenüber!

Reisen kann man auf viele Arten. Dazu muss man nicht immer den Koffer packen und für Monate in fremden Ländern umhertingeln.

Es geht um das innerliche Unterwegssein: um die Bereitschaft für Wachstum und neue Erfahrungen. Wenn du offen, neugierig und liebevoll bist, dann ist alles, was du tust, eine Reise zu dir selbst und zu den Menschen in deinem Leben.

Ich hoffe sehr, dass ich dir mit diesem Buch helfen, Mut machen oder Trost spenden konnte. Du bist nicht allein - und du bist auf dem Weg.

„Die Zukunft gehört den Mutigen!“ ist amüsanterweise das Motto der Crowdfundingplattform *startnext.com*. Hier habe ich mein kleines Buchprojekt erfolgreich vorgestellt und schätze mich so unendlich glücklich, dass durch die Hilfe vieler lieber Menschen mein Buch auf diese Weise nun gedruckt werden konnte.

Ich danke insbesondere den großzügigen offiziellen Unterstützern:

Christoph Boehm
Familie Finck
Ulrike Baumann
Oliver Victor
Christian Brüggemann
Martina und Volkmar Schlisio
Ute Hartwig-Schulz
Tobias Biehler

Mein Dank für das tolle Engagement für den Pitchfilm gilt Alexander Germer.

Ich freu mich über Post von dir

Hat dir das Buch geholfen? Welche Fragen sind noch offen geblieben? Schreib mir gerne eine Nachricht über mein Kontaktformular auf meiner Website (*www.mondamo.de*)!

Ich wünsche dir, dass du lernst, dich immer wieder liebevoll und verständnisvoll selbst in den Arm zu nehmen.

Lass dich nicht unterkriegen, auf schlechte Zeiten folgen wieder gute!

Nimm sie einfach mit, deine Angst, zieh los in die Welt, erobere dir dein Leben!

Mit der Angst im Gepäck.

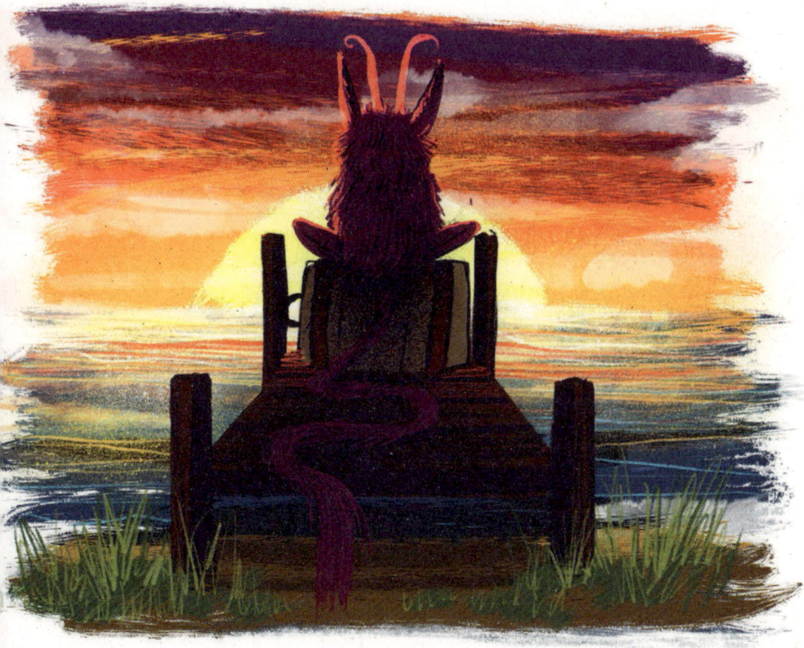